Aravind Kumar Duraivel

Considerações anatômicas da cirurgia endodôntica

Aravind Kumar Duraivel

Considerações anatômicas da cirurgia endodôntica

ScienciaScripts

Imprint

Any brand names and product names mentioned in this book are subject to trademark, brand or patent protection and are trademarks or registered trademarks of their respective holders. The use of brand names, product names, common names, trade names, product descriptions etc. even without a particular marking in this work is in no way to be construed to mean that such names may be regarded as unrestricted in respect of trademark and brand protection legislation and could thus be used by anyone.

Cover image: www.ingimage.com

This book is a translation from the original published under ISBN 978-620-7-99803-6.

Publisher:
Sciencia Scripts
is a trademark of
Dodo Books Indian Ocean Ltd. and OmniScriptum S.R.L publishing group

120 High Road, East Finchley, London, N2 9ED, United Kingdom
Str. Armeneasca 28/1, office 1, Chisinau MD-2012, Republic of Moldova, Europe
Printed at: see last page
ISBN: 978-620-8-08118-8

Resumo:

A cirurgia endodôntica é uma intervenção crítica que tem como objetivo abordar a patologia periapical persistente ou complicações após o tratamento convencional do canal radicular. O sucesso de tais procedimentos depende em grande parte de uma compreensão abrangente das considerações anatómicas relevantes. Este resumo apresenta uma visão geral dos principais factores anatómicos que têm impacto nos resultados da cirurgia endodôntica.

As principais considerações incluem a complexa anatomia dos sistemas de canais radiculares, caracterizada por variações no número, forma e curvatura das raízes e canais, o que exige uma navegação precisa durante a cirurgia. A proximidade do dente a estruturas vitais, como o seio maxilar, o canal mandibular e os dentes adjacentes, exige um planeamento cuidadoso para evitar danos inadvertidos. Para além disso, as variações na densidade e estrutura óssea influenciam a abordagem cirúrgica e a potencial necessidade de procedimentos regenerativos. O conhecimento das estruturas vasculares e nervosas circundantes também é fundamental para minimizar as complicações pós-operatórias e garantir o conforto do paciente.

As técnicas de imagiologia pré-operatória, incluindo a radiografia periapical, a tomografia computorizada de feixe cónico (CBCT) e as reconstruções tridimensionais, são ferramentas essenciais para mapear com precisão estas caraterísticas anatómicas. Ao integrar conhecimentos anatómicos detalhados com imagiologia avançada, os cirurgiões endodônticos podem aumentar a precisão do procedimento, reduzir os riscos e melhorar os resultados dos pacientes.

Este resumo sublinha a importância da perícia anatómica na cirurgia endodôntica e destaca o papel da imagiologia moderna na otimização do planeamento e execução cirúrgicos.

Índice

<u>INTRODUÇÃO</u>

O tratamento endodôntico não cirúrgico pode falhar por várias razões. No entanto, é importante ter em conta que a maioria dos casos falha devido à persistência ou reentrada de microrganismos no sistema de canais radiculares. Nos últimos anos, a cirurgia periapical evoluiu consideravelmente graças aos novos avanços diagnósticos e cirúrgicos. Os dentes posteriores com patologia periapical não passível de tratamento endodôntico são candidatos a cirurgia periapical, e só quando esta não é possível é que se deve considerar a extração. A dificuldade que estes dentes apresentam é a sua localização nas zonas posteriores da cavidade oral. Esta situação requer uma avaliação adequada do acesso cirúrgico, da relação dos dentes com estruturas anatómicas, como o seio maxilar, e da sua proximidade com o canal dentário mandibular.

As revisões sistemáticas de Del Fabbro *et al.* (2008) e Torbinejad *et al.* (2009) compararam as taxas de sucesso do tratamento endodôntico não cirúrgico e cirúrgico. Esses resultados devem ser interpretados com cautela, pois são influenciados pela seleção de casos e pelos critérios de inclusão do estudo. Os casos tratados cirurgicamente parecem apresentar taxas de sucesso mais altas após um ano. No entanto, após 2-4 anos, as taxas de sucesso relativo parecem equivalentes ou invertidas.

Esses achados têm sido atribuídos à cicatrização lenta dos casos não cirúrgicos e aos insucessos tardios dos casos cirúrgicos, resultantes da saída lenta de microrganismos intra-radiculares que persistem no corpo principal do sistema de canais radiculares. Por conseguinte, o retratamento endodôntico não cirúrgico deve ser considerado antes do tratamento endodôntico cirúrgico. Isto tem a vantagem adicional de potencialmente evitar que o paciente necessite de um procedimento cirúrgico.

Em situações em que o tratamento endodôntico cirúrgico é necessário, as evidências sugerem que uma abordagem moderna do procedimento produz melhores resultados. Uma meta-análise comparou os resultados da cirurgia tradicional de extremidade radicular (TRS) com a microcirurgia endodôntica (EMS). As taxas de sucesso combinadas ponderadas foram de 59% (IC 95% 55-63%) para a TRS em comparação com 94% (IC 95% 89-98%) para a EMS, o que representa uma diferença estatisticamente significativa (P <0,0005), sendo a EMS 1,58 vezes mais suscetível de ser bem sucedida do que a TRS. A ausência de dor pré-operatória, uma obturação satisfatória do canal radicular, uma radiolucência periapical com menos de 5 mm de diâmetro e um operador experiente foram identificados como factores de prognóstico positivos. Erros de procedimento anteriores e um procedimento endodôntico cirúrgico anterior foram identificados como factores de prognóstico negativos.

A orientação da Associação Americana de Endodontistas sobre o tratamento endodôntico cirúrgico (AAE 2010) e as Diretrizes do Royal College of Surgeons of England para Endodontia Cirúrgica (RCS 2012) favorecem o tratamento endodôntico microcirúrgico. A endodontia cirúrgica é um termo abrangente que engloba uma variedade de tratamentos, incluindo incisão e drenagem, biópsia, cirurgia perirradicular, cirurgia corretiva (perfurações, ressecção radicular, hemisecção), retratamento cirúrgico, regeneração e descompressão.

DESTAQUES HISTÓRICOS E PERSPECTIVAS DA ENDODONTIA CIRÚRGICA

Em 1884, John Farrar indicou que a cirurgia radicular era "um ato ousado, que remove toda a causa e que conduzirá a uma cura permanente, pode não só ser o melhor no final, mas também o mais humano". Historicamente, a pletora de indicações para a intervenção endodôntica cirúrgica e as técnicas preconizadas parecem um livro de receitas na literatura dentária; no entanto, a decisão de intervir cirurgicamente era frequentemente objeto de deliberação e debate. A extração foi o "modus operandi" de muitos cirurgiões e clínicos que aderiram à teoria da infeção focal, enquanto a retenção dos dentes através do uso da endodontia cirúrgica foi promovida por muitos outros. De facto, ocorreram grandes debates que envolveram grandes figuras da medicina dentária relativamente ao valor da "técnica cirúrgica periapical". Ao mesmo tempo, foram feitos apelos à má avaliação pelo clínico das causas e da necessidade de cirurgia, o que resultava numa "rápida utilização do bisturi para resolver o problema". Whitehouse, no ano de 1884 (43), há 130 anos atrás, repreendeu os seus colegas para minimizarem o uso extensivo da cirurgia e concentrarem-se no problema em questão: "Uma consideração de alguns momentos sobre a causa original do problema no ápice das raízes nos permitirá perceber o que é necessário para ser realizado no caminho de um tratamento bem-sucedido. Se se admitir que a causa original é a irritação causada pela polpa em decomposição, a sua remoção irá, na maior parte dos casos, resultar numa cura." Historicamente, o foco da atenção cirúrgica foi muitas vezes limitado à erradicação do tecido mole que circunda o ápice da raiz, negligenciando a remoção dos irritantes intracanais e o selamento adequado do forame apical. No entanto, ainda hoje, não existem métodos que possam eliminar completamente todos os detritos e microorganismos intracanais, e os materiais para estabelecer um selamento apical previsível ainda escapam ao nosso alcance. Para além disso, investigações biológicas recentes desafiaram seriamente as técnicas e os materiais há muito defendidos, utilizados para gerir o selamento da extremidade radicular ressecada. Muitas das chamadas técnicas "revolucionárias" ou mais recentes, praticadas atualmente durante a cirurgia periapical, não passam de um mero ressurgimento de conceitos cirúrgicos que se perderam nos arquivos do tempo, mas que muitas vezes carecem de uma base biológica substancial. Perdida neste foco da cirurgia periapical, no entanto, está a necessidade de considerar outras formas de intervenção cirúrgica que se enquadram no âmbito contemporâneo da endodontia, incluindo o alongamento de coroas, reparações radiculares, implantes diodônticos, reimplantação ou transplante intencional e procedimentos de ressecção de raiz/dente. Uma verdadeira apreciação da evolução e do ressurgimento da endodontia cirúrgica só pode ser realizada revivendo o passado e reflectindo sobre as valiosas contribuições de tantos pioneiros e resolvendo orientar todas as investigações futuras desta modalidade de tratamento no melhor interesse de todos os envolvidos, tanto do paciente como do profissional. Uma expansão desses marcos históricos pode ser encontrada em lcituras adicionais, que o leitor é encorajado a prosseguir.

OBJECTIVOS DA ENDODONTIA CIRÚRGICA

O objetivo do tratamento endodôntico cirúrgico é remover qualquer infeção extra-radicular associada e corpos estranhos, incluindo a remoção de lesões dos tecidos moles, tais como granulomas apicais persistentes e quistos. O sistema de canais radiculares deve então ser selado para bloquear a fuga de quaisquer micróbios intra-radiculares persistentes e impedir a entrada de potenciais nutrientes do tecido periapical

INDICAÇÕES PARA ENDODONTIA CIRÚRGICA

As evidências disponíveis indicam que o tratamento endodôntico cirúrgico só deve ser considerado quando o sistema de canais radiculares não é acessível de forma não cirúrgica. O acesso prejudicado ou inadequado ao terço apical do sistema de canais radiculares pode resultar de obstruções não negociáveis do canal (tais como esclerose do canal, instrumentos fracturados irrecuperáveis no terço apical e saliências não negociáveis); reabsorção interna, quando existe transporte do canal a ponto de não poder ser corrigido por meios não cirúrgicos; se se suspeitar de microrganismos extrarradiculares ou de uma reação de corpo estranho; para reparar perfurações no terço apical; ou se for necessária uma biopsia da região periapical.

Contrariamente à crença popular, a presença de um espigão não é uma indicação absoluta para o tratamento endodôntico cirúrgico, uma vez que a maioria dos espigões pode ser removida com segurança sem risco de fratura radicular.

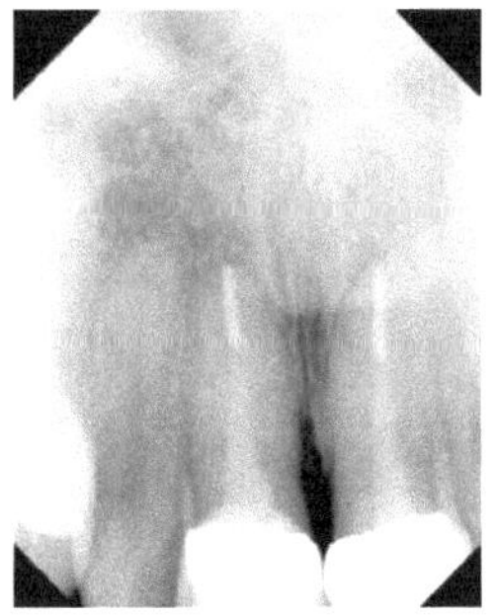

No entanto, é importante ter em conta que há situações em que os riscos, os custos e as considerações de tempo favorecem o tratamento cirúrgico da raiz, mesmo quando o tratamento não cirúrgico possa parecer possível. Por exemplo, um paciente pode optar por não desmontar uma ponte de grande extensão para o re-tratamento endodôntico não cirúrgico de um único dente pilar, devido às implicações financeiras. É importante salientar que esta abordagem de aceitar a restauração existente só é razoável se o dente em questão tiver uma obturação radicular e um selamento coronal satisfatórios.

A cirurgia endodôntica não é aconselhada para dentes com uma relação coroa/raiz desfavorável, suporte periodontal deficiente, obturações de canais radiculares deficientes e restaurações coronais inadequadas. Considerações adicionais são o acesso ao local, a anatomia local e a capacidade geral do paciente para se submeter a um tratamento prolongado. Existem poucas contra-indicações absolutas para a endodontia cirúrgica e os factores que merecem consideração estão listados na tabela seguinte

<u>FACTORES A CONSIDERAR NA AVALIAÇÃO DA APTIDÃO DO DOENTE PARA A CIRURGIA ENDODÔNTICA</u>

Factor	Related considerations
Related considerations	Patient's cooperation Patient's anxiety Will it be possible to complete treatment?
Medical history	-Heart conditions – surgery usually requires more LA with adrenaline -Elderly patients on numerous medications – cannot metabolise and excrete medication as efficiently (consider even when giving LA and analgesics) -Anticoagulant therapy for example, Warfarin (check INR) – do not stop medication, optimise local measures for haemostasis -Aspirin – do not stop medication, use local measures for haemostasis -Ginkgo biloba, ginger, garlic, ginseng, feverfew, and vitamin E inhibit platelet aggregation -Bleeding disorders -Impaired liver function (secondary to alcohol consumption or drug abuse) can predispose patient to excessive bleeding during surgery -Patients who have undergone radiotherapy to the region -Patients on oral and IV bisphosphonates

Quality of existing root filling	-Well condensed -Within 2 mm of radiographic apex -Presence of technical errors (Completed under good isolation with appropriate irrigants?)
Quality of coronal restoration	-Signs of leakage – poor margins, caries, decementation
Access to surgical site	-Can the surgical site be visualised (under operating microscope?) -Can instruments reach site and be used in the correct way? -Adjacent structures: mental nerve, ID nerve, lingual nerve (flap design and relieving incision, when retracting soft
	tissues), maxillary sinus and anterior palatine artery -Access to lateral lesions especially if slightly ligually or palatally placed -Accessing palatal roots – approaching palatally can make instrumentation difficult (high vaults are better than shallow flat palates). -Access to upper anterior teeth is easier – be aware of long roots combined with a shallow vestibule -Apicectomy of lower anterior teeth – lingual root inclination, shallow vestibule, prominent mental protuberance and proximity to adjacent teeth

<u>TÉCNICA CIRÚRGICA E CONSIDERAÇÕES ESPECIAIS</u>

Durante a cirurgia periapical dos molares e pré-molares superiores é possível encontrar as mesmas complicações que em qualquer apicoectomia, incluindo, por exemplo, danos a um dente vizinho. As considerações específicas aplicáveis a estes dentes são: abertura cuidadosa da parede ou do assoalho do seio maxilar; evitar a perfuração da membrana sinusal; e cuidado para evitar a introdução de corpos estranhos no interior do seio maxilar. A introdução de instrumentos de ultrassom em procedimentos cavitários retrógrados constituiu um grande avanço na cirurgia apical - alterando o prognóstico da operação, melhorando muito a cicatrização, e assegurando um melhor acesso cirúrgico a zonas com possibilidades limitadas de entrada (27). Em relação à abertura da parede do seio maxilar, Ericson et al. (28) realizaram cirurgia periapical em 159 pré-molares e molares superiores, com abertura da parede ou assoalho do seio maxilar em 18% dos casos. Segundo esses autores, a introdução de corpos estranhos no interior do seio maxilar durante o ato operatório pode causar espessamento da mucosa sinusal com sintomas de sinusite maxilar. Jerome e Hill recomendam o uso de gaze para bloquear a abertura do seio maxilar e, assim, evitar a penetração de corpos estranhos. Friedman et al. realizaram cirurgia periapical em 94 raízes de dentes superiores (12 raízes correspondentes a molares superiores). Em 11,8% dos casos, foi realizada a abertura da parede ou assoalho do seio. Segundo Selden (30), a exposição patológica do assoalho do seio maxilar durante a cirurgia periapical predispõe a comunicações oro-sinusais. Em relação à perfuração da membrana sinusal, Persson realizou cirurgia periapical em 18 molares superiores, com perfuração da membrana em 44% dos casos. Apesar dessa complicação, a taxa de sucesso cirúrgico relatada foi de 78%.

Não foi observada relação entre a perfuração da membrana e o sucesso cirúrgico. Ioannides e Borstlap (6) realizaram 47 cirurgias em molares superiores, com perfuração em 14,8%. Segundo esses autores, a perfuração da membrana não teve repercussão na formação do osso periapical.

Em relação às possíveis consequências da perfuração da membrana sinusal, Rud e Rud realizaram cirurgia periapical em 200 primeiros molares superiores, com perfuração da membrana em 50% dos casos. Apesar dessa incidência, a sinusite só foi registrada em dois casos. Freedman e Horowitz, em um estudo envolvendo 440 pacientes submetidos a 472 apicoectomias de molares e pré-molares superiores, perfuraram a membrana sinusal em 10,4% dos casos (23% de 79 molares, 13% de 223 segundos pré-molares e 2% de 170 primeiros pré-molares). Em nenhum caso foi observada sinusite ou hiperplasia da membrana sinusal, embora tenham sido identificados pólipos da membrana sinusal em três casos. Os autores concluíram que, se a técnica cirúrgica for bem executada e os cuidados pós-operatórios necessários forem prestados, a cirurgia periapical pode ser considerada como o tratamento de escolha para os dentes antrais antes de se considerar a extração.Watzek et al. não registaram diferença significativa em termos de cicatrização da mucosa sinusal entre pacientes com e sem perfuração intraoperatória da membrana sinusal após a realização de 146 apicoectomias. Neste contexto, Selden verificou que a mucosa do seio maxilar se regenerava completamente no prazo de 5 meses após a sua remoção cirúrgica total.

DIAGNÓSTICO DE LESÕES PERIAPICAIS

O estudo radiográfico panorâmico extra-oral fornece informações gerais sobre a condição oral, e sobre a existência de lesões periapicais e sua relação com as estruturas duras próximas e outros elementos anatómicos (12,16). As radiografias periapicais intrabucais, por sua vez, permitem um maior detalhamento, com avaliação da altura óssea, do número, comprimento e forma das raízes, da possível existência de reabsorções internas ou externas, da extensão da lesão periapical, dos ápices envolvidos na lesão e da relação com o seio maxilar e a raiz dentária. Pepelassi et al. (17) verificaram que as radiografias panorâmicas apresentavam distorções importantes, enquanto as radiografias periapicais intra-orais se revelaram mais precisas do que as panorâmicas extra-orais. Também foram desenvolvidas novas técnicas radiográficas digitais. Neste contexto, Sullivan et al. (18) utilizaram a radiovisiografia (RVG) em aplicação a pequenas radiotransparências, permitindo a modificação do contraste e uma visualização mais precisa do contorno e tamanho dessas áreas. Cotti et al. (19) preferem a tomografia computadorizada (TC) para diagnóstico diferencial, definição do plano de tratamento e acompanhamento de lesões periapicais extensas. Velvart et al. compararam a radiografia convencional com a TC na aplicação de lesões periapicais em 50 pacientes programados para cirurgia periapical de pré-molares e molares inferiores. Oitenta lesões periapicais presumidas foram avaliadas por meio de estudo radiográfico periapical e tomografia computadorizada. A cirurgia diagnosticou 78 lesões - todas elas identificadas por TC, enquanto os estudos radiográficos periapicais identificaram apenas 61. Para além disso, enquanto a TC ofereceu uma imagem clara do canal mandibular em todos os casos, a radiografia convencional apenas o fez em 31 casos.

Nos últimos anos, foram desenvolvidos novos instrumentos, como o microscópio cirúrgico, e a endoscopia foi incorporada na cirurgia periapical, contribuindo assim para melhorar o desempenho do diagnóstico. O microscópio permite uma iluminação superior do campo cirúrgico, contribuindo para melhorar cada fase da operação e permitindo a realização de ostectomias mais pequenas. Com este instrumento é possível identificar perfurações, fracturas e canais acessórios, podendo ser utilizadas diferentes ampliações. Os seus principais inconvenientes são o seu elevado custo e o prolongamento do tempo operatório (21). Por sua vez, o endoscópio oferece uma visibilidade excecional durante a cirurgia. Mede 6 cm de comprimento e 3 mm de espessura e tem um ângulo de visão de 70 graus, o que permite aceder aos locais mais difíceis. A endoscopia facilita a identificação de canais acessórios, perfurações, fracturas verticais e oblíquas e a avaliação da adaptação marginal da obturação retrógrada

<u>CONSIDERAÇÕES PRÉ-OPERATÓRIAS</u>

É necessária uma radiografia de boa qualidade antes de iniciar a endodontia cirúrgica.

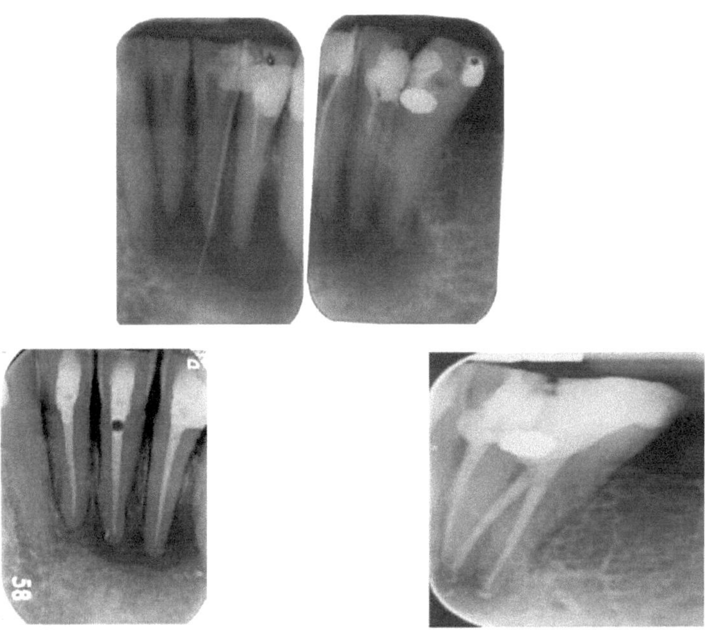

Grandes lesões que envolvem vários dentes

(a: pré-operatório), conclusão da endodontia não cirúrgica

(b: imediatamente após a obturação) cicatrização após tratamento endodôntico não cirúrgico

(c: acompanhamento de um ano)

Duas radiografias em ângulos diferentes podem fornecer

informações suplementares. No caso de lesões de grandes dimensões em que mais do que um dente parece estar implicado, é essencial efetuar testes de sensibilidade aos dentes adjacentes antes da cirurgia. Se for necessário efetuar um tratamento endodôntico não cirúrgico para dentes adjacentes não vitais, a necessidade de cirurgia endodôntica deve ser reconsiderada depois de se dar tempo para que os sinais de cicatrização se tornem aparentes. Se a lesão persistir sem sinais de melhoria, a endodontia cirúrgica pode ser considerada.

Os doentes devem ser alertados para a possibilidade de dor pós-operatória, inchaço, hemorragia, nódoas negras, infeção, suturas, recessão gengival, cicatrizes e possível fracasso do tratamento, como parte do processo de consentimento informado.

Os medicamentos anti-inflamatórios não esteróides (AINE) tomados no pré-operatório, no espaço de 1-2 horas após a cirurgia, podem melhorar o alívio da dor pós-operatória, uma vez que os mediadores inflamatórios atingem o seu pico 2-4 horas após a cirurgia. Foi demonstrado que a utilização de paracetamol e de um AINE proporciona um controlo da dor superior ao de qualquer um dos medicamentos isoladamente. Por conseguinte, os autores recomendam a alternância entre paracetamol e ibuprofeno de 4 a 6 horas, "de hora *a hora"*, para evitar a utilização excessiva de qualquer um dos analgésicos. O enxaguamento pré-operatório com gluconato de clorexidina (0,12%) é recomendado para reduzir a carga microbiana no campo cirúrgico, uma vez que se demonstrou que elimina 85% da flora bacteriana e dura quatro horas. No entanto, existem poucas provas de que esta medida reduza a incidência de infeção pós-operatória. Os antibióticos não são prescritos por rotina, quer no pré quer no pós-operatório, uma vez que não são eficazes em doentes saudáveis. Foram relatadas altas taxas de sucesso quando o tratamento endodôntico cirúrgico é realizado sob ampliação.8,18 No entanto, não é possível quantificar os benefícios da ampliação por *si só*, porque ela é usada como nos tecidos submucosos e melhora a visualização do campo cirúrgico. Deve-se ter o cuidado de evitar a infiltração no músculo esquelético, pois este contém receptores beta-2 adrenérgicos, que causam vasodilatação na presença de adrenalina. Assegurar que a anestesia local é prolongada para além da extensão do acesso previsto aos tecidos moles melhora o conforto do doente e reduz o tempo cirúrgico.

FLAP

Conceção da aba :

O desenho do retalho é de grande importância na cirurgia endodôntica. Afecta o acesso, a visibilidade, as estruturas anatómicas, o reposicionamento, a sutura, os cuidados pós-operatórios do local da cirurgia e as sequelas pós-operatórias.

Se o acesso e a visibilidade forem limitados pela conceção do retalho, o procedimento cirúrgico não pode ser efectuado de forma adequada e é provável que falhe. A conceção de um retalho com uma incisão sobre determinadas estruturas anatómicas, como os feixes neurovasculares, causará complicações pós-cirúrgicas graves.

Em certos casos, a facilidade de reposicionamento, a sutura e os cuidados pós-operatórios do local da cirurgia podem ser melhorados pelo desenho do retalho. Isto é particularmente verdadeiro em casos que apresentam próteses fixas, periodontite e falta de dentes na área cirúrgica. As sequelas pós-operatórias indesejáveis podem ser evitadas através da seleção de um desenho de retalho que cause uma perturbação mínima do fornecimento neural e vascular à área.

A seleção do desenho do retalho é mais limitada na cirurgia posterior do que na cirurgia anterior. O acesso e a visibilidade apresentam pouco ou nenhum problema na região anterior, mas são de grande importância na realização de cirurgia endodôntica posterior. Em contraste com a região anterior, a região posterior contém estruturas anatómicas críticas, tais como grandes feixes neurovasculares e o seio maxilar. Por estas razões, certos desenhos de retalhos utilizados com relativa impunidade na região anterior devem ser evitados na região posterior.

ACESSO AOS TECIDOS MOLES

Foi descrita uma variedade de incisões em tecidos moles, sendo as vantagens e desvantagens de cada uma descritas aqui.

Flap design	Advantages	Disadvantages
Envelope flap (crevicular incision)		No relieving incisions therefore access is very poor – not recommended
Split thickness flap		Poor access Difficult to re-approximate Scarring common Not recommended
Full sulcular flap (crevicular incision)	Triangular Flap – one relieving incision - easier to reposition and less disruptive to the blood supply Easy to extend if needed or change to rectangular flap Easy to suture Rectangular - two relieving incisions gives better access and visualisation Minimises flap tension and tearing Ideal if there is a limited width of attached gingivae Most freedom of options –	Access can be compromised especially when you may not be sure of the extent of the lesion If crevicular incision involves papillae recession is likely More disruptive to the blood supply of flap (trapezoidal flap no longer recommended) If crevicular incision involves papillae recession is likely

	facilitates root amputation, guided tissue regeneration, extraction, as required More difficult to suture.	
Semi-lunar flap	Keeps incision free of marginal tissue - minimises recession Fast and easy	Limited access to surgical site - incision line may lie over defect therefore the wound cannot be closed over sound bone Disruption of the blood supply Cannot extend Difficult to get accurate re-approximation of flaps Not recommended the
Submarginal flap (Ochsenbein-Leubke)	Most popular design described by Ochsenbein and Luebke Need at least a 2 mm zone of attached gingivae apical to probing depth Keeps incision free of marginal tissue – minimizes recession When concurrent non - surgical and surgical endodontic treatment is considered, it may be appropriate to consider the Oshenbein-Leubke incision	Incision line could be Inadvertently over the defect therefore the wound cannot be closed over sound bone, scar formation and the blood supply to the non-reflected gingivae is disrupted - small risk of tissue necrosis of the non-reflected gingivae with very serious consequences Potential for significant scarring Root fractures and periodontal defects may be missed

	as the positioning of the rubber dam may interfere with crevicular incisions.	
Papilla base flap	Preserving the papilla when raising a flap reduces the risk of recession - Velvart P (2002) showed excellent healing with this technique with minimal recession and most sites resulting in no or minimal scarring	The papilla preservation flap requires two incisions: one at 90° to the outer contour of the marginal gingivae to a depth of 1.5mm and the second is angulated apically towards the crestal bone margin which avoids creating a thin wedge of gingivae (prevent necrosis and scar formation)

<u>É apresentada uma incisão de preservação da papila ou de retalho da base da papila</u>

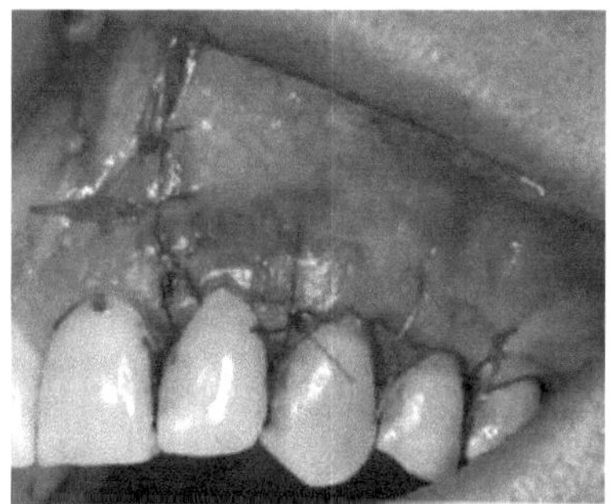

. O tipo de incisão deve ser selecionado tendo em conta a linha do sorriso, a anatomia local (anexos frenais, margens da coroa, eminências ósseas, largura da gengiva aderente), as profundidades de sondagem periodontal, os níveis ósseos marginais e o potencial de recessão após a cirurgia.

<u>Biótipos de tecidos moles :</u>

Thick gingival tissues

- Thick, flat periodontium often associated with short wide tooth forms
- Short and flat interproximal papillae
- Thick and fibrotic gingivae –more resistant to recession
- Wide zones of attached keratinised tissues and thick underlying alveolar bone - resistant to resorption

Thin gingival tissues

- Thin, scalloped periodontium is usually associated with long and narrow tooth forms. Long and pointy interproximal papillae

- Thin, friable gingivae – more likely to recede

- Minimal amounts of attached keratinised tissues

- Thin underlying alveolar bone, which is frequently dehisced or fenestrated

Os doentes com um biótipo gengival fino são mais susceptíveis à recessão gengival do que aqueles com um biótipo gengival espesso e uma incisão submarginal é frequentemente mais adequada nestes doentes.

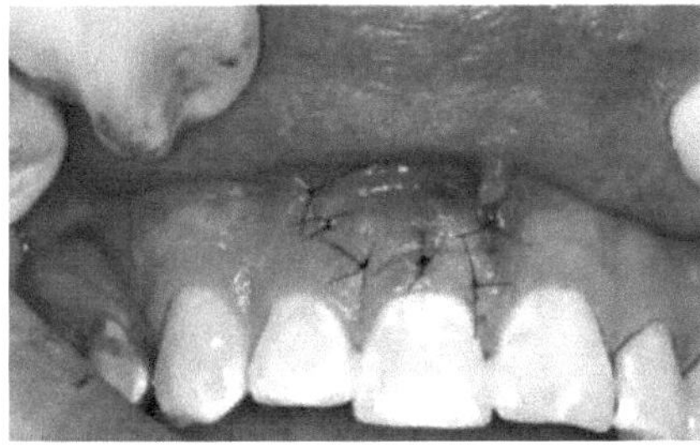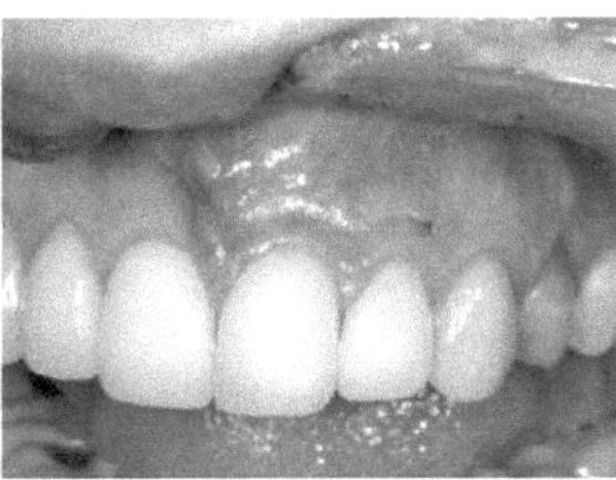

Retalho submarginal. (a) Três dias de pós-operatório na remoção da sutura após endodontia cirúrgica no incisivo central superior direito. (b) Revisão de uma semana após endodontia cirúrgica no incisivo central superior esquerdo

- É necessário um retalho de espessura total, que deve ser estendido um ou dois dentes de cada lado da(s) lesão(ões) para permitir uma visão adequada, elevação atraumática e retração.

- As incisões de alívio devem ser verticais porque os vasos sanguíneos submucosos correm paralelamente ao longo eixo do dente. Isto reduz a hemorragia e mantém o fornecimento de sangue ao retalho refletido, melhorando a cicatrização.

- Deve ter-se cuidado durante a reflexão dos tecidos para não os esmagar, o que pode levar a um maior inchaço e hematoma no pós-operatório.

- Aumentar o comprimento das incisões creviculares ou de alívio pode reduzir a tensão sobre o retalho. O retalho deve ser refletido utilizando elevadores afiados a partir da incisão de alívio vertical na junção da submucosa e da gengiva anexa. Movendo suavemente para dissecar em vez de rasgar reduz a recessão, não danificando as fibras supracrestais ligadas à raiz. As vias sinusais devem ser incisadas o mais próximo possível da superfície óssea.

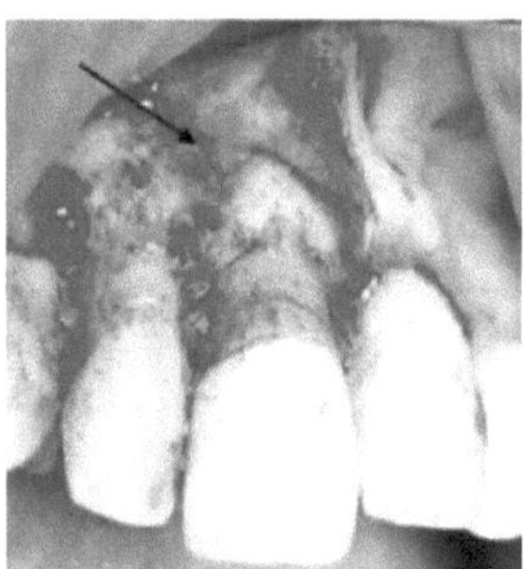

- Os tecidos devem ser manuseados cuidadosamente para evitar esmagamento e o retalho refletido deve ser periodicamente re-hidratado com solução salina estéril para reduzir a contração do retalho. Se se suspeitar de uma lesão de passagem, a reflexão do tecido palatino/lingual deve ser evitada devido ao acesso visual e operatório limitado.

- Devem ser deixadas etiquetas de tecido na superfície óssea, uma vez que estas ajudarão à cicatrização. Um sulco preparado no osso com uma broca cirúrgica redonda pode permitir uma localização positiva do retractor e reduzir o trauma no retalho.

- Uma vez obtido o acesso, o local da cirurgia deve ser cuidadosamente examinado para avaliar o volume ósseo residual e examinar a raiz para detetar quaisquer perfurações ou linhas de fratura. Se for detectada uma fratura longitudinal da raiz, o dente não pode ser restaurado e deve ser extraído.

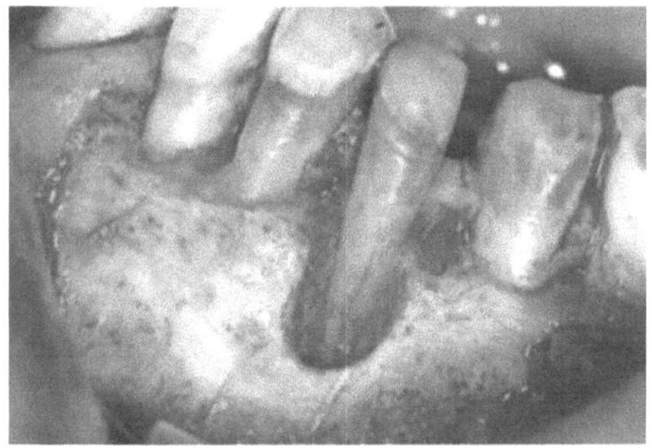

É essencial manter um registo cuidadoso do que foi encontrado durante a cirurgia e pode ser benéfico para avaliar as razões do insucesso se o tratamento cirúrgico não for bem sucedido.

<u>ACESSO A TECIDOS DUROS :</u>

Em muitos casos, estará presente uma deiscência óssea sobre o ápice da raiz, onde o tecido de granulação herniou através da placa cortical labial. Nestes casos, o acesso à extremidade da raiz é direto. Se não for este o caso, deve ser preparada uma cavidade no osso para aceder à extremidade da raiz. A posição do ápice da raiz deve ser estimada usando a anatomia local e a radiografia pré-operatória. Os marcadores radiográficos podem ser apropriados em alguns casos.

Tem de ser removido osso suficiente para permitir a conclusão do procedimento endodôntico cirúrgico e quaisquer bordos finos do osso devem ser reduzidos para diminuir o risco de sequestro. Após a preparação da cavidade, deve permanecer um mínimo de dois a três milímetros de osso da crista saudável e intacto para

reduzir o risco de recessão e proporcionar um suporte periodontal adequado para o dente.

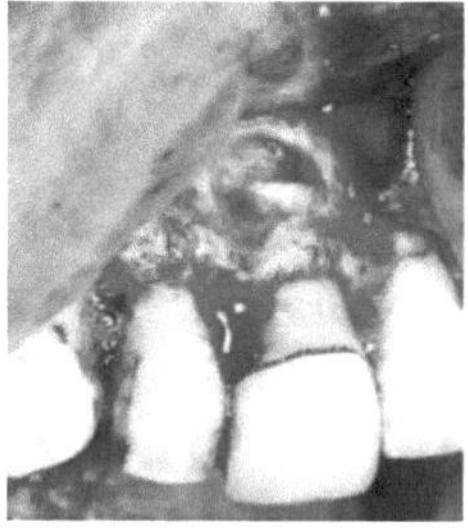

Podem ser necessárias cavidades de acesso maiores para raízes curvadas para lingual ou palatino, ou quando a placa vestibular é espessa para evitar um efeito de túnel. O osso deve ser removido utilizando uma peça de mão cirúrgica reta ou uma peça de mão de alta velocidade com escape traseiro. Os rotores de ar são desaconselhados devido ao risco potencial de criptas ósseas que devem ser removidas com curetas afiadas. A remoção rápida do tecido de granulação reduzirá a hemorragia e facilitará a visão. É aconselhável enviar o tecido mole removido para análise histopatológica. Por vezes, é necessário remover a ponta da raiz para aceder à massa de tecido mole ou remover a ponta da raiz vestibular para aceder à raiz palatina. Se existir uma fenestração natural da placa cortical vestibular devido à anatomia da raiz, a preparação da extremidade apical da raiz para além desta área pode permitir a remodelação do osso sobre a raiz (por exemplo, no caso das raízes vestibulares dos primeiros pré-molares superiores).

CONSIDERAÇÕES ANATÓMICAS E CIRÚRGICAS

CANAL MANDIBULAR, NERVO ALVEOLAR INFERIOR E ARTÉRIA

O canal mandibular é evidenciado por uma faixa radiolúcida. O canal varia muito em tamanho e na sua relação com as raízes dos dentes posteriores, muitas vezes está muito próximo ou pode mesmo entrar em contacto com as raízes do terceiro molar. Por vezes, encontra-se na proximidade das raízes de todos os molares inferiores. Anatomicamente, o canal mandibular situa-se por lingual em relação às raízes dos dentes posteriores. O nervo alveolar inferior é o maior ramo da divisão posterior do nervo mandibular. Corre verticalmente para baixo com a artéria alveolar inferior a partir da fossa infratemporal, entrando no forame mandibular na superfície medial do ramo da mandíbula. Percorre o canal mandibular no corpo da mandíbula e supre todos os dentes mandibulares e as suas estruturas de suporte. A artéria alveolar inferior, um ramo da artéria maxilar, viaja em estreita colaboração com o nervo alveolar inferior.

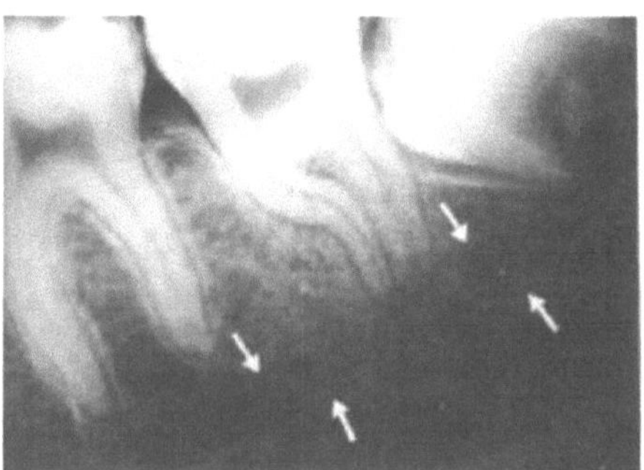

FIG 1. Mandibular canal (*arrows*) in proximity to the roots of mandibular molars.

FORAME MENTAL, NERVO E ARTÉRIA

O forame mental aparece em radiografias como uma área radiolúcida oval ou redonda na região dos pré-molares inferiores. A sua localização varia em relação às raízes dos pré-molares. Sua imagem pode ser vista inferiormente, no mesmo nível ou superiormente aos ápices radiculares. Também pode estar situada diretamente sobre a raiz de um dos pré-molares ou entre eles. Às vezes, a comunicação entre o forame mental e o canal mandibular pode ser vista... O forame mental nem sempre é visível radiograficamente. O nervo mental, um ramo do nervo alveolar inferior, emerge com a artéria mental através do forame mental para irrigar a mucosa oral e a pele do lábio inferior e do queixo. A artéria mental é um ramo da artéria alveolar inferior.

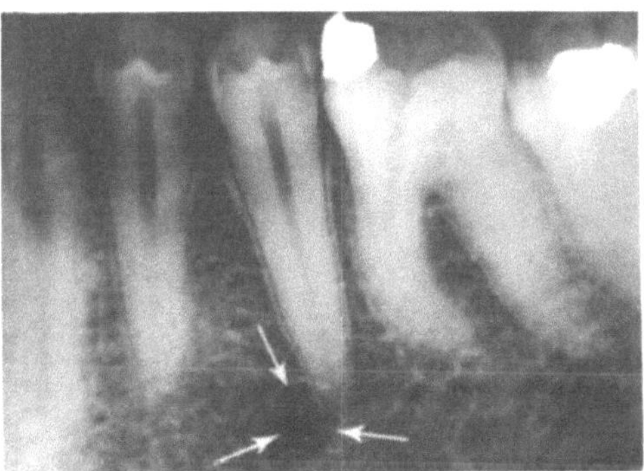

Forame mentoniano (setas) localizado no ápice do segundo pré-molar.

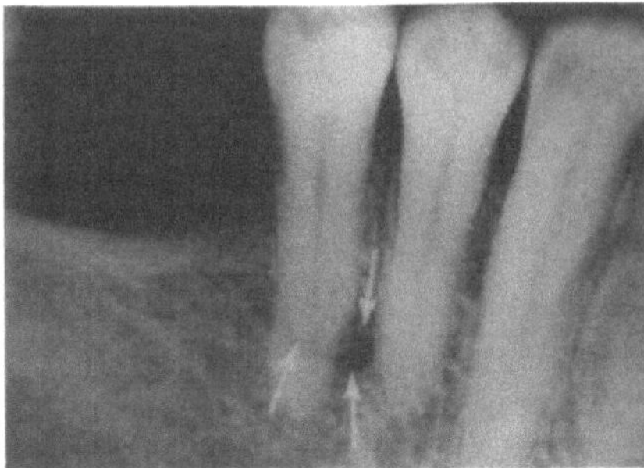

Forame mentoniano (setas) situado na área periapical entre dois pré-molares.

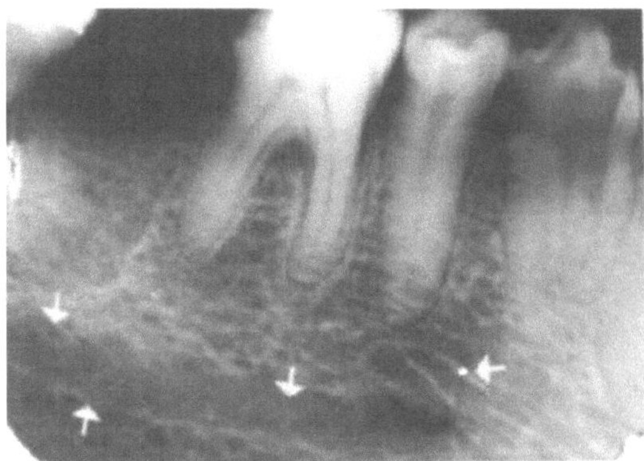

FÓRNIX VESTIBULAR (PREGA MUCOBUCAL)

A profundidade do fórnix vestibular varia e é limitada pelas cristas ou proeminências ósseas na área dos molares mandibulares. Se o fórnix vestibular for profundo, o osso alveolar vestibular sobrejacente será fino; se o fórnix vestibular for raso, o osso alveolar vestibular, sobrejacente às

raízes dos dentes posteriores da mandíbula, será espesso; em geral, os pré-
molares e o primeiro molar estão próximos da placa alveolar vestibular,
enquanto o segundo e o terceiro molar estão mais próximos da placa
lingual.

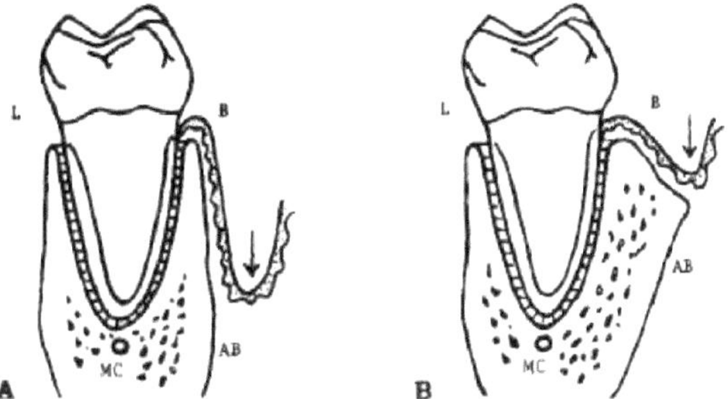

FIG 5. Drawings of mandibular molars and their supporting struc-
tures mesiodistally. A, Tooth with deep fornix of vestibule (arrow)
and thin buccal alveolar bone plate. B, Tooth with shallow fornix of
vestibule (arrow) and bulky buccal alveolar bone. B, buccal surface;
L, lingual surface; AB, alveolar bone; MC, mandibular canal.

<u>CONSIDERAÇÕES CIRÚRGICAS - CANAL MANDIBULAR E FEIXES NEUROVASCULARES ALVEOLARES INFERIORES</u>

Para evitar lesões no canal mandibular e no seu conteúdo neurovascular, é essencial ter radiografias de diagnóstico sem distorções para mostrar o comprimento exato dos dentes envolvidos e a sua relação com o canal mandibular. Na maioria dos casos, a técnica de paralelização da radiografia periapical é bastante adequada para este objetivo nos dentes posteriores mandibulares, uma vez que a película pode ser facilmente colocada perto e paralelamente ao longo eixo destes dentes, evitando assim uma distorção significativa da radiografia. A radiografia panorâmica também pode ser utilizada para esse fim. Após a retração do retalho cirúrgico, deve ser colocado um instrumento pré-medido ao longo do osso alveolar vestibular que cobre o dente envolvido, para determinar a localização aproximada do ápice radicular. Se não for observada nenhuma radiolucência periapical e/ou se o osso cortical ainda estiver intacto, a entrada da broca cirúrgica no osso alveolar vestibular deve ser mantida pelo menos 4 mm acima do ápice estimado. O osso cortical é cuidadosamente removido até que o terço apical da raiz envolvida seja localizado. O ápice é alcançado através da remoção contínua do osso cortical seguindo o contorno da raiz apicalmente. Se o ápice da raiz não puder ser localizado com exatidão, deve ser colocado na cavidade óssea um material radiopaco esterilizado, como um pedaço de guta-percha ou uma folha de chumbo do pacote de raios X. Em seguida, são tiradas radiografias para verificar a área de trabalho em relação ao ápice da raiz e ao canal mandibular.

FORAME MENTAL, NERVO E ARTÉRIA

Para evitar possíveis danos ao nervo e/ou à artéria mentoniana, é imperativo efetuar uma série de radiografias pré-operatórias. As radiografias devem ter um contraste distinto e uma distorção mínima, permitindo assim uma determinação exacta da relação espacial entre os ápices da raiz envolvida e o forame mentoniano. Isso permite uma cirurgia bem-sucedida na área foraminal. Normalmente, uma incisão vertical profunda na área periapical entre dois pré-molares é excluída porque anatomicamente o forame mental está frequentemente situado nesta região. Por vezes, pode ser necessário expor cuidadosamente o forame mental e o seu conteúdo neurovascular durante a cirurgia periapical. Nesta situação, o doente pode sentir alguma parestesia temporária devido a uma lesão traumática do nervo mental causada pela retração do retalho. Normalmente, não é difícil explorar o forame mentoniano e os seus elementos neurovasculares, uma vez que o retalho mucoperiosteal pode ser cuidadosamente refletido para longe do osso alveolar subjacente. Ao refletir o retalho na área do forame mental, existe uma resistência à retração do retalho devido à sua ligação ao feixe neurovascular.

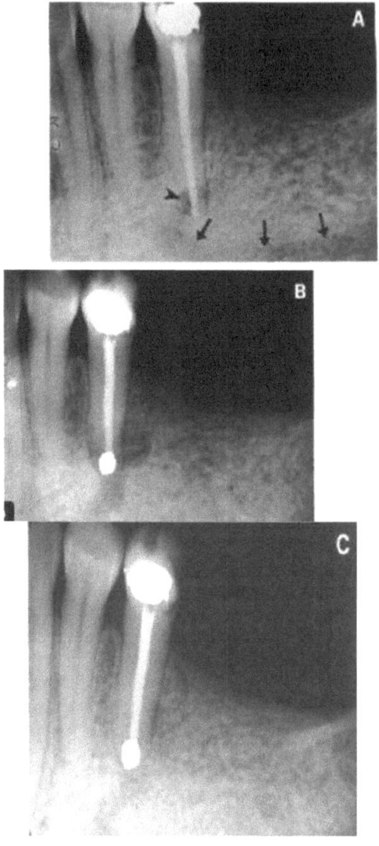

Radiografia pré-operatória.

Após a conclusão do tratamento do canal radicular, o paciente continuou a sentir desconforto. Note-se o ponto de guta preenchido em estreita associação com o forame mental (cabeça de seta) e também a comunicação entre o forame mental e o canal mandibular (setas). B, Radiografia pós-operatória. Durante a cirurgia periapical, o forame mental e o seu conteúdo neurovascular foram cuidadosamente expostos. O ápice da raiz foi ressecado e o amálgama retrógrado colocado. C,

Radiografia de acompanhamento. Seis meses após a cirurgia periapical, o dente estava assintomático e havia sinais de cicatrização óssea. O paciente não apresentava qualquer sintoma de parestesia
Forame mentoniano e o seu conteúdo neurovascular (setas) cuidadosamente expostos durante a cirurgia periapical

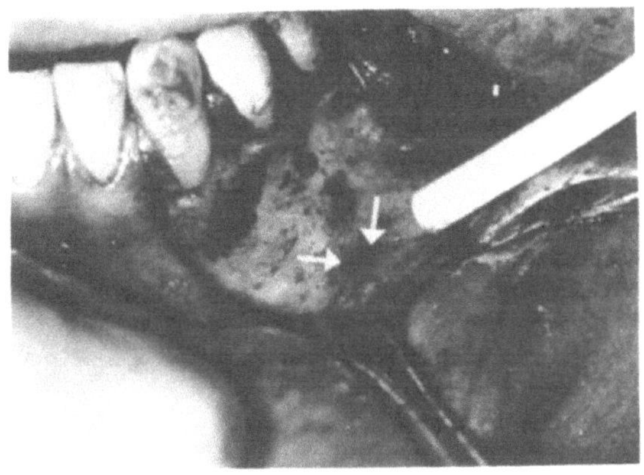

<u>FÓRNIX VESTIBULAR (PREGA MUCOBUCAL)</u>

Até certo ponto, a profundidade do fórnix vestibular pode prever a quantidade de dificuldade que pode ser encontrada durante a cirurgia periapical dos dentes posteriores da mandíbula. Se o fórnix do vestíbulo for pouco profundo, a acessibilidade à lesão periapical será limitada. Por conseguinte, a placa cortical vestibular deve ser reduzida antes da exploração da lesão periapical. A acessibilidade e a visibilidade tornam-se menos problemáticas quando se utiliza uma peça de mão rectilínea e de baixa velocidade... Ao mesmo tempo, é mais fácil para o operador controlar o procedimento cirúrgico. Aba

Os desenhos nesta área dependem da condição periodontal, das restaurações presentes e da localização do forame mental. Os retalhos mais utilizados são os triangulares e os triangulares modificados de espessura total. O primeiro consiste numa incisão horizontal ao longo do sulco gengival em conjunto com uma incisão vertical de libertação feita no osso interproximal. O segundo foi concebido para ser utilizado especificamente na área onde está presente uma coroa artificial. É um pouco semelhante ao retalho triangular, exceto no que diz respeito à incisão horizontal feita a 2 a 3 mm da profundidade do sulco gengival. Durante a cirurgia, o osso da crista alveolar do dente envolvido deve ser conservado tanto quanto possível para evitar complicações periodontais. A hemorragia durante a cirurgia periapical pode interferir com a boa visibilidade. O uso de altas concentrações de epinefrina para controlar a hemostasia deve ser cuidadosamente considerado. A catecolamina endógena segregada na corrente sanguínea pela medula suprarrenal devido ao stress da cirurgia é adicionada à epinefrina exógena. O efeito combinado pode complicar o tratamento do doente clinicamente comprometido, causando uma emergência circulatória. Assim, a aplicação de pressão deve ser considerada como uma alternativa. Quando a cirurgia periapical é realizada na raiz mesial de molares inferiores, o ápice deve ser re

9s ected pelo menos num ângulo de 45 graus em relação à superfície oclusal. A preparação apical para a obturação de amálgama retrógrada deve incluir os canais mesiovestibular, mesiolingual e possivelmente o mesial médio numa única preparação de ranhura. Deve-se ter cuidado para não perfurar a raiz. Para melhorar a acessibilidade e a visibilidade para a preparação da amálgama retrógrada, o bisel do ápice da raiz nos molares inferiores é por vezes efectuado ligeiramente mesiodistalmente, para além de vestibularmente

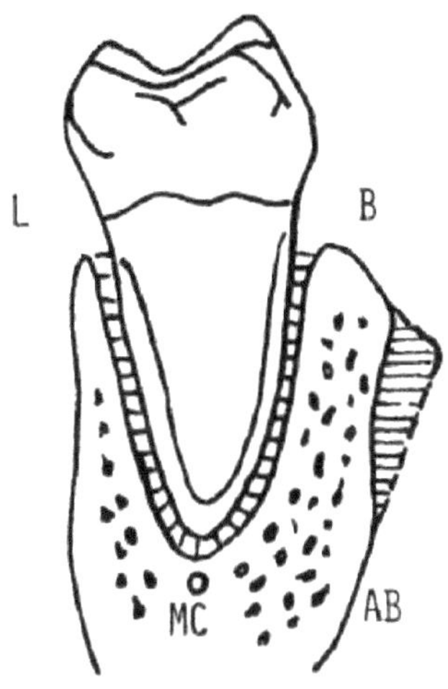

Desenho do molar mandibular e das suas estruturas de suporte mesiodistalmente. Parte do osso alveolar (linhas horizontais) deve ser reduzida para ultrapassar a acessibilidade à área periapical durante a cirurgia periapical quando a placa cortical é demasiado espessa. L, superfície lingual; B, superfície vestibular; MC, canal mandibular; AB, osso alveolar.

<u>IMPLICAÇÕES ENDODÔNTICAS DO SEIO MAXILAR</u>

O significado anatómico e clínico do seio maxilar foi descrito pela primeira vez por Nathaniel Highmore (Highmore 1651) em 1651 com um relatório sobre a drenagem de um seio infetado através do alvéolo de extração de um dente canino. Desde esse relato, o seio maxilar ou antro de Highmore tem desempenhado um papel importante no tratamento dentário dos dentes maxilares. A literatura odontológica contém muitas referências à extensão da inflamação periapical para o seio maxilar (Bauer 1943, Selden & August 1970, Selden 1974, Selden 1989, Selden 1999). Stafne (1985) estimou que 15-75% das vezes, a sinusite ocorre devido a uma causa dentária, embora a verdadeira incidência seja difícil de determinar com exatidão. Ingle (1965) acreditava que o contacto entre o pavimento do seio maxilar e as lesões inflamatórias resultava no desenvolvimento de sinusite crónica. Também é aceite que os sintomas da sinusite maxilar podem imitar a dor de origem dentária, pelo que um diagnóstico diferencial cuidadoso é essencial quando se trata de dor na área posterior do maxilar (Schwartz & Cohen 1992).

ANATOMIA DO SEIO MAXILAR E DOS DENTES ANTRAIS

O seio maxilar é um espaço oco, revestido por uma membrana, que comunica com a fossa nasal. O seio tem a forma de uma pirâmide triangular, com uma base interna e um vértice externo voltado para o zigoma, e está em relação com os molares e pré-molares superiores. A membrana que reveste o seio é composta por mucosa ciliar que expele as secreções mucosas em direção ao orifício antral. A vascularização do seio maxilar é fornecida fundamentalmente por duas artérias: a artéria esfenopalatina e a artéria alveolar superior. A inervação sensorial, por sua vez, tem origem no nervo dentário posterior e no nervo infra-orbital com os seus ramos correspondentes: dentário médio, dentário anterior e pequenos ramos diretos da mucosa do seio. Estas fibras distribuem-se em forma de plexo acima dos ápices para inervar tanto as raízes dentárias como o próprio seio maxilar. A inervação vegetativa tributária, por sua vez, origina-se quase exclusivamente do gânglio esfenopalatino de Meckel. O primeiro pré-molar superior apresenta, na maioria dos casos, duas raízes (vestibular e palatina), com até mesmo dois canais na raiz vestibular, embora em alguns casos possa haver uma única raiz com dois canais. O segundo pré-molar superior tende a ter uma única raiz com um canal, embora em 40% dos casos o dente apresente dos canais que se fundem para formar um único forame apical. Dependendo do nível de apicoectomia, podemos encontrar um ou dois canais. O primeiro e segundo molares superiores têm três raízes e três canais; para aceder à raiz palatina, abordamos o dente pelo lado palatino, embora em alguns casos seja indicada uma abordagem vestibular.

RELAÇÃO ENTRE OS SEIOS MAXILARES E OS DENTES ANTRAIS

Os dentes posteriores são mais difíceis de tratar, devido ao espaço mais restrito da região vestibular oral, o que, por sua vez, torna mais difícil a elevação do retalho

A relação entre as raízes dos molares e pré-molares superiores e o seio maxilar tem sido estudada por diferentes autores. As raízes dos primeiros e segundos molares superiores estão em íntima relação com o assoalho do seio maxilar em 40% dos casos

As raízes palatinas desses dentes estão mais próximas do assoalho antral do que do palato e, em 20% dos casos, estão muito próximas do seio maxilar.

A sua localização complica uma abordagem através do seio maxilar, pelo que é normalmente adotado um acesso palatino

As raízes vestibulares dos dentes posteriores superiores estão intimamente relacionadas com o assoalho do seio maxilar. No entanto, o acesso à raiz é muito mais fácil neste caso do que no caso das raízes palatinas, e na maioria dos casos o tratamento pode ser efectuado sem ter de perfurar a parede do seio. Nalguns casos, os ápices sobressaem para o interior do seio, e a membrana do seio tem de ser levantada para os tratar.

INFECÇÕES PERIAPICAIS (SÍNDROME ENDO-ANTRAL)

A extensão direta da sépsis dentária para o seio maxilar foi demonstrada pela primeira vez num estudo de Bauer (1943). O seu estudo foi realizado em cadáveres e mostrou exemplos de dentes envolvidos pulparmente com extensão histologicamente evidente da doença para o seio maxilar. Esses exemplos excluíram a doença sinusal generalizada e implicaram claramente os dentes infectados. Microscopicamente, as "áreas doentes" mostraram a destruição do osso que separa o seio dos dentes, com perda particular do osso cortical normalmente encontrado no fundo do seio. Para além disso, a mucosa do seio estava seriamente alterada de várias formas, tais como inchaço com inflamação, tecido de granulação, hipertrofia, alterações fibrosas, hialinização ou necrose completa. O rompimento patológico do tecido periapical e do seio adjacente, resultante da infeção endodôntica, tem sido bem documentado (Selden & August 1970, Selden 1974, Selden 1977, Selden 1989). A frequência relatada de sinusite de origem dentária variou consideravelmente, entre 4,6 e 47% (Mélen et al. 1986) de todos os casos de sinusite. A disseminação da doença pulpar para além dos limites dos tecidos de suporte dentário para o seio maxilar foi denominada síndrome endo-antral (EAS) por Selden (1974), Selden (1989) e Selden (1999). Foi demonstrado que quanto mais próximo o ápice de um dente envolvido pulparmente estiver do assoalho do seio, mais provável e maior será o impacto sobre os tecidos sinusais (Matilla 1965). De acordo com Bauer (1943), a infeção periapical se espalha pela medula óssea, seguindo o caminho dos vasos sanguíneos e linfáticos. Se a doença pulpar se desenvolver lentamente, como na inflamação crónica sem infeção significativa, então a disseminação para o seio maxilar pode ser lenta com um impacto mínimo. A doença pulpar infecciosa aguda é muito mais destrutiva e de rápida disseminação, capaz de envolver significativamente o seio adjacente num curto espaço de tempo. Relatos na literatura sobre a rápida disseminação de infecções dentárias através do seio maxilar e subseqüente celulite periorbital, cegueira e até mesmo trombose do seio cavernoso com risco de vida (Albin et al. 1979, Gold & Sager 1974, Jarrett & Gutman 1969, Pellegrino 1980, Robbins & Tarshis 1981) exemplificam as sérias complicações potenciais da EAS. Os achados que caracterizam a EAS são: (i) doença pulpar em um dente cujo ápice se aproxima do assoalho do seio maxilar; (ii) radiolucências periapicais em dentes envolvidos pulparmente; (iii) perda radiográfica da lâmina dura que define a borda inferior do seio maxilar sobre o dente envolvido pulparmente; (iv) uma massa fracamente radiopaca que se projeta no espaço sinusal acima do ápice do dente envolvido, não conectada nem ao dente nem à lâmina dura do alvéolo dentário (representando um inchaço localizado e espessamento da mucosa sinusal); e (v) graus variados de radiopacidade do espaço sinusal circundante (a comparação do seio contralateral é frequentemente útil) (Selden 1999). A apresentação variável da EAS pode criar dificuldades diagnósticas e terapêuticas, porque os casos nem sempre apresentam todas as cinco caraterísticas. A hiperplasia da mucosa sinusal está presente em aproximadamente 80% dos dentes com osteíte periapical (Matilla 1965, Matilla & Altonen 1968). Microscopicamente, podem ser observadas outras alterações na mucosa do seio, como inchaço, formação de cistos, hipertrofia e até mesmo transformação da mucosa em tecido de granulação (Bauer 1943). No passado, estas alterações da mucosa do seio maxilar levavam a crer que os dentes envolvidos deveriam ser extraídos (Bauer 1943). Esta crença foi reforçada pelo estudo de Ericson & Welander

(1966), que verificou que as reacções inflamatórias ocorrem na parede lateral do seio maxilar como resultado da osteíte periapical e desaparecem após a extração dos dentes afectados. Em 1967, Nenzen & Welander realizaram um estudo em 24 pacientes com lesões periapicais, dos quais 14 (58%) apresentavam hiperplasia local da mucosa sinusal. Sete desses 14 casos receberam tratamento endodôntico convencional e todos os sete apresentaram regressão da hiperplasia da mucosa. O grupo de controlo (que não recebeu tratamento endodôntico) apresentou regressão em apenas um caso. Os resultados indicaram que a terapia conservadora do canal radicular pode eliminar a hiperplasia local de origem dentária na mucosa do seio maxilar. Selden & August (1970) também conseguiram reter dentes e obter a resolução da sinusite após o tratamento de uma lesão periodontal-endodôntica envolvendo os primeiros e segundos pré-molares. Esses estudos parecem indicar que a maioria dos casos de EAS responderá satisfatoriamente ao tratamento não cirúrgico do canal radicular. Para os casos refractários ao tratamento conservador de rotina, foi recomendada uma abordagem cirúrgica (Selden & August 1970, Selden 1989).

CIRURGIA ENDODÔNTICA

A cirurgia endodôntica em dentes anteriores é geralmente realizada sem hesitação, enquanto que nas regiões posteriores a extração é por vezes preferida. Entre as razões para a extração estão a falta de experiência do clínico, a proximidade do nervo alveolar inferior na mandíbula e a relação extremamente próxima entre os ápices dos dentes pré-molares e especialmente dos dentes molares e o assoalho do seio maxilar na maxila (Gutmann & Harrison 1985, Skoglundet al 1983). As comunicações oroantrais podem não ser necessariamente um evento iatrogénico (Jerome & Hill 1995). A exposição patológica do assoalho do seio predispõe muitos procedimentos endodônticos cirúrgicos à comunicação do seio maxilar (Selden 1989). Além disso, as lesões endoantrais podem nem sempre ser radiograficamente evidentes no pré-operatório (Jerome & Hill 1995). A espessura do osso que separa os ápices dos dentes nos segmentos laterais da maxila do seio é de 0,8 a 7 mm (Eberhardt et al., 1992). Perfurações do seio maxilar após apicectomia de dentes pré-molares e molares na maxila foram relatadas por Ericson et al (1974), Ioannides & Borstlap (1983), Rud & Rud (1998) e Freedman & Horowitz (1999). Ericson et al (1974) encontraram perfurações em 18% de 159 apicectomias de pré-molares e molares. Ioannides & Borstlap (1983) encontraram 14,8% de perfurações em 47 apicectomias de molares superiores, Rud & Rud (1998) encontraram 50% de perfurações em 200 casos de apicectomias de pré-molares e molares superiores e Freedman & Horowitz (1999) relataram 10,4% de perfurações após 472 apicectomias em dentes pré-molares e molares. As posições relativas das raízes em relação ao seio são relatadas em vários estudos (Eberhardt et al 1992, Killey & Kay 1967, Norman & Craig 1971, Von Wowern 1971).Killey &

Kay (1967), citando os resultados dos estudos antropológicos de Von Bonsdorff (1925), relataram a frequência da proximidade (0,5 mm ou menos) das raízes dos dentes maxilares posteriores ao assoalho do seio: segundos molares 45,5%, primeiros molares 30,4%, segundos pré-molares 19,7% e primeiros pré-molares 0%. A distribuição das comunicações oroantrais entre os diferentes grupos de dentes, nos estudos de Ericson et al (1974) e Freedman & Horowitz (1999), está de acordo com a proximidade do assoalho do seio relatada por Killey & Kay (1967). Ericson et al (1974) encontraram comunicações oroantrais em 7,7% dos caninos, 8,8% dos primeiros pré-molares, 26,1% dos segundos pré-molares e 40% nos molares, enquanto Freedman & Horowitz (1999) encontraram 23% de perfurações nos molares, 13% nos segundos pré-molares e 2% nos primeiros pré-molares. A invasão do seio maxilar não parece resultar em alteração permanente da membrana sinusal ou de sua função fisiológica. Selden (1974), assim como Benninger et al (1989), observaram que a membrana mucosa, completa com cílios, regenera-se em cerca de cinco meses após a remoção cirúrgica total. Também é consensual que a membrana sinusal recupera da sinusite assim que a ventilação adequada é restabelecida (Stammberger 1986). Após a apicectomia, é frequente verificar-se um espessamento da mucosa sinusal e sinais de sinusite, que podem ser atribuídos à introdução de material estranho no seio na altura da operação ou a uma infeção periapical persistente (Ericson & Welander 1964, Ericson & Welander 1966, Ericson et al. 1974). Portanto, é de extrema importância que seja utilizada uma técnica meticulosa para garantir que materiais estranhos ou o ápice do dente ressecado não entrem no seio (Jerome & Hill 1995, Lin et al . 1985). A tentativa de recuperar as pontas das raízes, a dentina triturada e os restos de guta percha do seio após a apicectomia é difícil devido ao acesso limitado e pode causar trauma adicional desnecessário (Jerome & Hill 1995). Uma vez que praticamente todas as raízes que requerem apicectomia estão associadas a fracassos endodônticos e/ou lesões inflamatórias periapicais, a sua exclusão do seio é imperativa. As raízes vestibulares dos dentes posteriores superiores, próximas ao seio, quase sempre podem ser tratadas sem risco de perfuração do seio. Barnes (1991) sugeriu cortar através do osso e abordar a raiz pela frente e por baixo, nunca por cima. Ele também sugeriu a rebarbação da parte apical da raiz até o nível desejado, em vez da ressecção, devido ao risco de deslocamento da ponta ressecada para o seio. No entanto, na presença de uma exposição sinusal existente, a trituração da raiz até o nível desejado pode criar mais detritos do que um único corte seccional e o tecido inflamatório pode ser perdido para o seio durante a curetagem (Jerome & Hill 1995). Jerome & Hill (1995) descreveram um método pelo qual é feito um orifício no ápice da raiz para fixar a ponta da raiz com uma sutura antes da apicectomia, permitindo assim a remoção da lesão inflamatória com a ponta da raiz. Se uma ponta de raiz for deslocada para o seio maxilar, será necessário um tratamento adicional, uma vez que a probabilidade de o material estranho estar infetado é elevada. É obrigatória uma radiografia após a complicação para identificar e localizar o objeto. O tratamento posterior pode incluir o encaminhamento para um especialista em cirurgia. A reparação da partição óssea entre o seio e o ápice após o tratamento do canal radicular ou a cirurgia ocorrerá normalmente, tendo-se verificado que apenas quatro dos 26 doentes examinados no seu estudo tomográfico não apresentavam reparação óssea após a apicectomia. Em três desses casos, as radiografias periapicais mostraram uma cicatrização bem-sucedida, enquanto o quarto caso foi classificado como de cicatrização incerta. Estes resultados indicam que, numa pequena percentagem de pacientes com perfurações sinusais, a cicatrização óssea pode não ocorrer após a apicectomia, mas pode não afetar necessariamente a cicatrização da mucosa sinusal (Freedman & Horowitz 1999) não encontraram diferenças significativas na taxa de cicatrização entre pacientes com e sem exposição intra-operatória do seio em 146 apicectomias. Esses achados foram consistentes com os de Ericson et al (1974), que não mostraram diferença entre os resultados referentes ao tratamento de apicectomias obtidas nos grupos sem e com comunicação oroantral. No mesmo estudo, os resultados da operação no grupo de comunicação oroantral com mucosa sinusal rompida não diferiram dos do grupo com mucosa intacta. Assim, recomenda-se o tratamento cirúrgico dos dentes superiores com periodontite periapical refractária ao tratamento endodôntico convencional, independentemente da relação anatómica dos dentes com o seio maxilar. Jerome (1994) relatou um caso incomum e raro de fratura radicular horizontal da raiz mesiovestibular de um primeiro molar superior. A origem da fratura foi determinada como sendo um trauma de acesso ou curetagem durante dois procedimentos de Caldwell-Luc no seio maxilar. Este caso chama a atenção para a necessidade de se fazer uma boa história médica e dentária e enfatiza o facto de a própria cirurgia do seio maxilar poder ter implicações endodônticas. Muitos clínicos têm utilizado estabilizadores (implante endodôntico endósseo). Os estabilizadores endodônticos são indicados em dentes anteriores e posteriores quando é necessária uma relação coroa/raiz mais desejável para aumentar a estabilidade (Feldman & Feldman 1992). De acordo com Feldman & Feldman (1992), certas estruturas anatómicas devem ser consideradas durante o planeamento do tratamento. Embora tenham afirmado que a penetração no seio não fornece estabilidade adicional, mostraram um caso de perfuração do seio com um estabilizador num molar maxilar, um ano após a cirurgia, aparentemente sem necessidade de imobilização. Benenati (1989) relatou um caso em que um estabilizador endodôntico de safira em um dente canino perfurou o seio maxilar. O paciente queixava-se de drenagem purulenta periódica com mau cheiro da narina direita e inchaço ocasional da bochecha direita. Devido ao seu grau limitado de radiopacidade, o implante não era facilmente identificável na radiografia pré-operatória e, durante a operação, só pôde ser ressecado com uma broca de diamante. Nalguns casos, os instrumentos e/ou materiais de preenchimento partidos no seio maxilar só podem ser removidos através de um procedimento Caldwell-Luc (Bailey 1998, Bjornland et al. 1987, Kobayashi 1995). A história da operação de Caldwell-Luc remonta à última década do século XIX, quando Henri Luc, de França, e George Caldwell, da Inglaterra, realizaram a cirurgia de

Os Estados Unidos descreveram independentemente o princípio da erradicação da doença do seio e da contra-drenagem para o nariz (Macbeth 1971). É efectuada uma incisão à volta do colo dos dentes ou no sulco buco-gengival, aproximadamente 2 mm acima da junção muco-gengival, que se estende desde a eminência do canino até à maxila posterior. Normalmente, é efectuada uma incisão de libertação para evitar o traumatismo do retalho mucoperiosteal durante a elevação. Os tecidos moles são elevados superiormente no plano subperiosteal para expor a parede lateral do maxilar. O nervo infra-orbital é identificado e cuidadosamente protegido. É criada uma abertura para o seio através da região da fossa canina acima das raízes dos dentes maxilares ou pode ser criada mais posteriormente, dependendo da condição patológica. A remoção da mucosa do seio é ditada pela extensão da doença, sendo preservada a mucosa saudável. Se a doença sinusal for grave, pode ser criada uma janela naso-antral transantralmente para o meato inferior para estabelecer uma drenagem dependente (Bailey 1998, Gonty 1994).

A raiz palatina dos molares

As raízes palatinas dos molares superiores representam um problema especial durante os procedimentos de cirurgia endodôntica. Estas raízes estão 50% mais próximas do seio do que do palato (Wallace 1996), apresentam comunicação apical com o seio em 20% das vezes e estão a menos de 0,5 mm do seio em 40% das vezes (Watzek et al 1997). Um palato profundo oferece paredes laterais verticais longas e um melhor acesso. Um palato raso não só apresenta dificuldades de visibilidade, incisão e elevação, mas o acesso à raiz palatina é ainda mais complicado pela proximidade dos ápices aos vasos palatinos maiores (Arens et al 1998). Uma grande preocupação com qualquer retalho palatino é a sua reaproximação e recolocação após a cirurgia. A acumulação de sangue entre o tecido do retalho e o osso pode causar uma queda gravitacional com isquémia e descamação (Arens 1998). Juntamente com outras dificuldades, como a abertura limitada, uma abóbada palatina plana ou espessa, a proximidade de vasos e nervos importantes e o facto de a raiz palatina do primeiro molar superior ser a raiz mais comum deslocada para o seio, a abordagem transantral pode ser vista como uma opção desejável (Wallace 1996). Esta técnica foi descrita e utilizada com sucesso por vários autores (Altonen 1975, Rud & Andreasen 1972, Wallace 1996). Envolve a elevação de um retalho mucoperiosteal completo, a ressecção das duas raízes vestibulares, seguida da abertura da parede lateral do seio com uma broca óssea grande (Altonen 1975). A perfuração é interrompida assim que o periósteo azulado do seio aparece. O periósteo é cuidadosamente solto dos bordos da abertura, utilizando um elevador periosteal curvo. A abertura é alargada com um rongeur até um tamanho de cerca de 1 -1,5 cm (Altonen 1975, Wallace 1996). O periósteo é solto da base do seio com um elevador curvo e a ponta da raiz palatina é exposta, removendo a camada óssea fina do topo com um cinzel côncavo. A raiz é ressecada ao nível desejado, a extremidade da raiz é preparada com uma retroponta ultra-sónica e é colocada uma obturação na extremidade da raiz (Wallace 1996). Comparado com o procedimento de Caldwell-Luc para sinusite, que envolve uma grande abertura óssea e uma remoção radical do revestimento antral, o insulto da exposição do seio nesta forma de cirurgia endodôntica é relativamente menor (Wallace 1996). Apesar dos argumentos favoráveis à abordagem transantral, as potenciais complicações não podem ser negligenciadas (Wallace 1996). As preocupações mais óbvias seriam o desenvolvimento de uma comunicação oroantral ou sinusite crónica após a cirurgia. A técnica adequada, a manipulação cuidadosa dos tecidos e os antibióticos e descongestionantes recomendados devem minimizar essas complicações) como um complemento ao tratamento dentário nas últimas décadas.

ENCERRAMENTO DO LOCAL DA CIRURGIA

Antes de fechar o local da cirurgia, deve ser feita uma radiografia para verificar o estado da obturação da extremidade da raiz e assegurar que todos os objectos estranhos foram removidos. A cripta deve ser cuidadosamente irrigada com soro fisiológico para remover quaisquer agentes hemostáticos e materiais de embalagem. A cripta deve então ser raspada com uma cureta afiada para encorajar a hemorragia e a formação de um coágulo sanguíneo. As criptas ósseas são normalmente preenchidas com coágulos sanguíneos e ocorre um preenchimento ósseo natural, em graus variáveis. Alguns sugeriram a utilização de regeneração tecidular guiada para evitar o crescimento de tecido mole na cripta óssea, utilizando uma membrana para repovoamento seletivo. Isto tem-se verificado principalmente nos casos em que existe uma perfuração do osso ou em que a migração apical do epitélio é um problema potencial. O retalho deve ser cuidadosamente recolocado e suturado sem tensão, uma vez que a tensão pode levar à necrose no local da incisão com subsequente cicatrização ou recessão. Recomenda-se a utilização de suturas de pequeno diâmetro (5/0 ou mais pequenas), uma vez que as agulhas são mais pequenas, causam menos traumatismo e levam à rutura do fio em vez de rasgarem o tecido. Recomenda-se a utilização de suturas monofilamentares não reabsorvíveis, uma vez que favorecem menos o crescimento bacteriano. A compressão suave do retalho durante um minuto após o encerramento assegura a adesão da fibrina e pode evitar o desenvolvimento de hematomas. Os antibióticos pós-operatórios não são prescritos por rotina, exceto se a cirurgia tiver sido extraordinariamente longa ou se o doente estiver imunocomprometido. Recomenda-se a remoção das suturas aos três dias de pós-operatório, uma vez que se pensa que a formação de pontes epiteliais e a reticulação do colagénio ocorrem dentro de 21-28 horas.

CONSIDERAÇÕES PÓS-OPERATÓRIAS

Tal como acontece com a maioria dos procedimentos cirúrgicos orais, o doente deve ser aconselhado a tomar analgesia simples, a reduzir o inchaço e a evitar mais inchaço utilizando sacos de gelo durante 24 a 48 horas, a manter uma boa higiene oral e a utilizar elixir bucal de gluconato de clorexidina (0,12%) duas vezes por dia durante um mínimo de três dias no pós-operatório e elixires de água salgada morna 4-5 vezes por dia durante sete dias.

PARESTESIA DOS NERVOS MENTONIANO E ALVEOLAR INFERIOR RELACIONADA COM A ENDODONTIA

DIAGNÓSTICO DE PARESTESIA

O diagnóstico de anestesia neural ou parestesia requer uma história precisa do paciente para determinar o início da alteração sensorial e sua evolução. O exame da área afetada pode ser efectuado através de testes térmicos, mecânicos, eléctricos ou químicos que provocam respostas subjectivas.12 Um teste mais objetivo baseia-se na análise electrofisiológica do nervo. O exame radiográfico e neurofisiológico também são necessários.13 As medidas radiográficas também podem ser úteis na determinação da causa da parestesia. Para além das radiografias periapicais e panorâmicas, uma tomografia computorizada (TC) será útil na visualização de pequenas estruturas e na revelação das suas relações espaciais em 3 dimensões.Nos casos de episódios não persistentes de irritação do nervo, a parestesia deve desaparecer dentro de dias ou semanas, à medida que a causa é removida.

CONSIDERAÇÕES ANATÓMICAS

Para além do gânglio trigeminal, o quinto nervo craniano divide-se em 3 ramos; o ramo lateral é o maior e é a raiz sensorial do nervo mandibular. O ramo mandibular deixa o crânio através do forame oval e corre para a fossa infratemporal. Quando emerge do crânio, une-se à raiz motora para formar o nervo mandibular - um nervo misto. O nervo mandibular divide-se imediatamente em vários sub-ramos, incluindo o nervo bucal, o nervo massetérico, os nervos pterigóides, os nervos temporais, o nervo auriculotemporal, o nervo lingual e o nervo alveolar inferior (NIA). Ele gira lateralmente e entra no canal mandibular através do forame mandibular. O NIA, que é estritamente sensorial, passa então através da mandíbula para a região dos pré-molares, onde se divide no ramo incisivo, que inerva o segmento anterior da mandíbula, e no nervo mental, que deixa a mandíbula através do forame mental e inerva os tecidos sobrejacentes. Dentro da mandíbula, o NIA possui ramos dentários e interdentários. Os ramos dentários formam o plexo dentário e inervam os dentes; os ramos interdentários inervam o osso alveolar, o periodonto e as gengivas. O trajeto do NIA· através da mandíbula situa-se sob as raízes dos dentes, próximo dos ápices dentários. A anatomia do NIA é mais complicada do que se pensava; paralelamente à artéria alveolar, ele se divide em subcanais formando uma espécie de plexo. Além disso, foi demonstrado que o feixe neurovascular está em contacto ou próximo da placa cortical lingual entre os forames mandibular e mental.

De acordo com Littner e colegas19 , a borda superior do canal mandibular está localizada 3,5 a 5,4 mm abaixo dos ápices radiculares do primeiro e segundo molares. Os ápices do terceiro molar estão mais próximos do nervo alveolar. Denio e colaboradores20 revelaram que o ápice do segundo molar está a 3,7 mm da borda superior do canal mandibular e que os ápices radiculares mesiais dos primeiros molares estão mais distantes do canal alveolar em cerca de 6,9 mm. Portanto, embora a relação entre o NIA e os ápices radiculares dos molares seja variável, essas estruturas estão por vezes muito próximas, permitindo que condições periapicais patológicas afetem as estruturas nervosas do canal mandibular.

CAUSAS DE PARESTESIA RELACIONADAS COM A ENDODONTIA

Infecções periapicais

A parestesia devida a lesões periapicais pode ser causada por pressão mecânica e isquémia associadas ao processo inflamatório (edema), pressão local sobre o nervo mental resultante da acumulação de exsudado purulento no osso mandibular, bem como pelos produtos metabólicos tóxicos das bactérias ou pelos produtos inflamatórios libertados com o dano tecidular. O processo infecioso em expansão e o edema associado podem causar pressão sobre as fibras nervosas suficientemente grave para induzir os sintomas de parestesia. Um hematoma subsequente também pode causar pressão suficiente sobre as fibras nervosas para induzir a parestesia

Foram relatadas parestesia do nervo mental (MNP) e parestesia do IAN (IANP) devido a patose periapical. (Giuliani e colaboradores17 relataram um caso de IANP causado por patose endodôntica num segundo molar inferior direito. Di Lenarda e colaboradores12 relataram um caso de MNP causado por uma infeção periapical no segundo pré-molar inferior direito. Em outro caso, a PNM teria sido causada por infeção em um dente impactado.21 Morse21 relatou um caso de parestesia do nervo mental causada por infeção periapical de um dente canino inferior. Nesse caso, a PNM ocorreu apesar de o dente canino e a patose periapical não estarem em contato direto com o feixe neurovascular, estarem distantes da borda anterior do nervo mental e apresentarem apenas um leve inchaço. Ozkan e colaboradores11 relataram a ocorrência de PNM com origem na patose apical de um dente canino mandibular.

<u>Anestesia local</u>

A anestesia que persiste durante dias, semanas ou meses após a injeção de uma solução anestésica local assinala um potencial problema. A injeção de soluções anestésicas locais contaminadas por álcool ou solução esterilizante pode produzir irritação, resultando em edema e aumento da pressão, levando a parestesia. O álcool, em especial, é neurolítico e pode produzir parestesia que se prolonga por meses ou anos.

Outro fator a considerar é o traumatismo da bainha do nervo pela agulha. Nestes casos, o paciente relata a sensação de um choque elétrico. A hemorragia dentro ou ao redor da bainha neural pode aumentar a pressão sobre o nervo e levar à parestesia22.

<u>Limpeza e modelação</u>

De acordo com Rowe23 , o NIA pode ser diretamente danificado durante a preparação do canal radicular devido ao excesso de instrumentação. Grossman descobriu que o reparo de danos mecânicos ao NIA por meio de cicatrização pode causar parestesia imediata, porém temporária. Além disso, o preparo excessivo do canal radicular muitas vezes resulta no rompimento da constrição apical25 , que, por sua vez, é responsável pela extrusão de irrigantes, medicamentos e materiais de obturação (guta-percha e cimento) para a região periapical e consequente lesão química e mecânica do nervo. Outra causa potencial de parestesia é a solução de irrigação, especialmente o hipoclorito de sódio (NaOCl), utilizada durante a limpeza e a moldagem. A injeção inadvertida de NaOCl para além do forame apical pode ocorrer em dentes com forames apicais largos ou quando a constrição apical foi destruída durante a preparação do canal radicular ou por reabsorção. Além disso, a pressão extrema durante a irrigação ou a fixação da ponta da agulha de irrigação no canal radicular, não deixando espaço para o irrigante sair do canal radicular coronalmente, pode resultar em grandes volumes do irrigante em contacto com os tecidos apicais. Se isto ocorrer, a excelente capacidade de dissolução de tecidos do NaOCl conduzirá à necrose dos tecidos.

Becking apresentou dois casos de injeção de NaOCl nos tecidos moles periapicais. No primeiro, o NaOCl de concentração desconhecida foi extrudido através do forame apical de um segundo molar inferior esquerdo com uma perfuração na junção cemento-esmalte, resultando num inchaço progressivo do lado esquerdo da face que se estendeu ao pescoço do paciente. Ao fim de 1 dia, verificou-se necrose da mucosa e anestesia do nervo mental. Com antibioticoterapia e analgesia, a dor e o inchaço diminuíram após 5 dias, a parestesia do nervo resolveu-se após 10 dias e a cicatrização da mucosa ocorreu em 2 meses. No segundo caso, a superextrusão apical de NaOCl ocorreu durante o preparo do canal radicular de um segundo pré-molar inferior esquerdo, resultando em dor intensa, inchaço e anestesia do nervo mental. Hulsmann e Hahn27 , bem como Gernhardt e colegas29 , questionaram o uso do NaOCl durante a irrigação do canal radicular de molares e pré-molares inferiores.

Outra possível complicação inadvertida do tratamento do canal radicular de dentes pré-molares e molares inferiores com periodontite apical é a extrusão de detritos infectados para o canal mandibular ou forame mentoniano. Todas as técnicas de instrumentação manual e rotatória podem potencialmente extrudir detritos e bactérias para além do canal radicular. De acordo com Morse21 , estes detritos infectados podem romper o perineuro protetor do NIA e prejudicar a condutividade do nervo.

<u>Estratégias de tratamento</u>

Em casos de episódios não persistentes de irritação do nervo, a parestesia deve desaparecer dentro de dias ou semanas, à medida que a causa é removida. A parestesia relacionada com a infeção desaparece após uma terapia endodôntica não cirúrgica adequada.

aproximadamente 8 semanas sem tratamento.

A parestesia a longo prazo ou mesmo permanente pode resultar em casos de laceração da fibra nervosa, pressão prolongada sobre o nervo ou contacto com materiais endodônticos tóxicos com excesso de carga.A terapêutica imediata deve basear-se na remoção da causa (quando possível) e no controlo da inflamação, edema, hematoma ou infeção. Os fármacos para esta terapêutica incluem antibióticos, anti-inflamatórios não esteróides e corticosteróides, enzimas proteolíticas para desintegrar o coágulo e vitamina C, que tem ação antioxidante e reduz os efeitos da isquemia.

Durante a fase reparadora (nos 30 dias seguintes à lesão), podem ser utilizados métodos farmacológicos e instrumentais. Os fármacos incluem esteróides tópicos, cocarnitina, hormona somatotrópica, fator de crescimento nervoso, vitaminas C e E (antioxidantes), vasodilatadores (para reduzir a isquemia) e ozono, que melhora a atividade dos glóbulos vermelhos e aumenta a oxigenação dos tecidos. A terapia instrumental inclui a magnetoterapia, a terapia laser e a aplicação de campos eléctricos. Numa fase tardia, quando a reparação já não é possível, a abordagem farmacológica limita-se ao tratamento da nevralgia persistente.

Outra abordagem para o tratamento da parestesia é a intervenção cirúrgica. Embora os estudos sobre o reparo do NIA sejam limitados, alguns relataram uma resposta aceitável dos pacientes ao tratamento cirúrgico. Em um estudo, a satisfação geral pós-operatória de mais de 55% dos pacientes que receberam reparo cirúrgico para lesões dos nervos alveolar inferior e lingual foi de boa a excelente.50 Strauss e colaboradores51 constataram que 92,2% dos pacientes submetidos à microcirurgia do NIA apresentaram melhora neurossensorial estatisticamente significativa.

De acordo com Zuniga52 , melhores resultados de tratamento são alcançados se a parestesia do nervo mental for tratada o mais cedo possível. Por outro lado, Gregg53 afirmou que, como se sabe que a maioria das lesões do NIO se resolve espontaneamente, não há provas conclusivas de que a intervenção precoce seja melhor do que o tratamento não cirúrgico tardio (mais de 3 meses após a lesão)

<u>Prognóstico</u>

Parece existir uma correlação entre a duração, a origem, o significado da lesão e o prognóstico da parestesia. Quanto mais tempo a irritação mecânica ou química persistir, maior será a degeneração das fibras nervosas e maior será o risco de a parestesia se tornar permanente

Mikkonen et al. consideraram os seguintes critérios de cicatrização: (a) Sucesso clínico, definido como ausência de dor, edema e fístulas;

(b) Cicatrização incerta, na presença ou não de sintomas clínicos quando o paciente apresenta evidências radiológicas de destruição óssea; e (c) Insucesso, definido pela presença de sintomas além de destruição óssea e reabsorção radicular.

Rud e Andreasen (34) estabeleceram uma série de critérios radiológicos para definir a cicatrização da lesão - classificando a cicatrização óssea em três categorias diferentes (Tabela 2).

Para avaliar a cicatrização global ou o sucesso, Von Arx e Kurt (27) utilizaram os seguintes critérios: (a) Sucesso, definido por uma regeneração óssea superior a 90% e um score de dor na escala clínica de 0; (b) Melhoria, quando a regeneração óssea atinge 50-90% e o score de dor é 0; e (c) Insucesso, definido por uma regeneração óssea inferior a 50%, com um score de dor ou ≥ 1. Estes autores definiram a escala clínica, classificando a dor e a tumefação com pontuações numéricas ascendentes.

Persson , numa série de 31 raízes maxilares (18 molares), relatou uma cicatrização radiológica completa em 78% dos casos após um ano de seguimento.

Friedman et al. , em 12 raízes maxilares, relataram uma taxa de sucesso clínico de 50%, após 6 meses a 8 anos de acompanhamento. Gay et al., por sua vez, realizaram cirurgia periapical em 72 molares (24 molares superiores), com acompanhamento de um ano, tendo sido registada cicatrização completa em 77,8%. Testori et al., numa série de 62 raízes maxilares, relataram cicatrização radiológica completa em 69% dos casos, com um tempo médio de acompanhamento de 4,6 anos. Zuolo et al., num estudo prospetivo de um ano em 20 molares superiores, registaram uma cicatrização completa em 85% dos casos.

Peñarrocha et al. , numa série de 50 pré-molares e molares superiores submetidos a cirurgia periapical, registaram abertura do seio em três casos, cicatrização radiológica em 46 casos e ausência de cicatrização em quatro casos. Não houve relação entre a cicatrização radiológica e a abertura do seio maxilar. Segundo Von Arx et al. num estudo prospetivo de um ano de 15 raízes maxilares com lesões periapicais (9 molares) submetidas a cirurgia periapical, a taxa de sucesso foi de 88% (com cicatrização radiológica completa e sem sinais ou sintomas clínicos).

A incorporação do ultrassom à cirurgia periapical possibilitou a realização de ostectomias menores e o acesso aos ápices de raízes muito longas, com angulações palatinas ou linguais e próximas ao seio maxilar. Nos últimos anos, as percentagens de cicatrização completa após cirurgia periapical dos dentes antrais atingiram 88-91,2% (Tabela 1). A técnica tem se mostrado segura na aplicação em molares e pré-molares superiores. A cirurgia periapical é recomendada como prática habitual na aplicação em dentes antrais antes de se considerar a possibilidade de remoção, uma vez que as complicações causadas pela perfuração do seio são mínimas.

TÉCNICAS CIRÚRGICAS DE REGENERAÇÃO

No final da década de 1990 e no início da década de 2000, houve um grande interesse na utilização de técnicas regenerativas tecidulares guiadas (GTR) em conjunto com a cirurgia periapical. A aplicação destas técnicas ocorreu principalmente quando existia um defeito marginal apical identificado durante a intervenção endodôntica cirúrgica, embora alguns também tenham optado por utilizar estas técnicas na presença de defeitos ósseos, que afectavam a placa vestibular completa e as placas ósseas vestibular e palatina.Uma recente e extensa revisão da literatura não conseguiu fornecer qualquer orientação baseada em evidências quanto à utilização de técnicas regenerativas guiadas, para além de indicar o possível impacto benéfico da sua utilização na presença de defeitos apicais e marginais, enquanto uma recente revisão sistemática e meta-análise encontrou algumas tendências nos resultados. As técnicas de regeneração guiada afectaram favoravelmente o resultado das intervenções cirúrgicas na presença de lesões perirradiculares de maiores dimensões e de lesões passantes, especialmente quando foi utilizada uma membrana reabsorvível. No entanto, com base na escassez de estudos baseados em evidências, justifica-se a realização de ensaios clínicos prospectivos em larga escala para garantir melhores diretivas clínicas nesta área.

OUTRAS CONSIDERAÇÕES :

Antes de analisar as perspectivas futuras da endodontia cirúrgica, é necessário fazer uma breve descrição de outros procedimentos cirúrgicos. Embora não seja comum a muitos endodontistas, a lista que se segue apresenta uma vasta gama de intervenções cirúrgicas que se enquadram no âmbito da especialidade de endodontia e que desempenham um papel muito importante no planeamento do

tratamento e na retenção dos dentes:

- procedimentos de ressecção da raiz, geralmente conhecidos como hemisecção
ou amputação da raiz;

- decoronação com a intenção de enterrar a restante raiz em
a fim de preservar os níveis ósseos em caso de reabsorção radicular extensa;

• técnicas de preservação do alvéolo após a extração de um dente
fracturado verticalmente;

• procedimentos de alongamento de coroas;

• procedimentos de replantação, incluindo intencional e transplante;

• reparação de defeitos perfurantes ou reabsortivos; e

• reposicionamento cirúrgico após uma luxação intrusiva.

O reconhecimento destes procedimentos como fazendo parte da especialidade de endodontia é essencial para todos os endodontistas, em vez de pensarem que esta especialidade apenas engloba os procedimentos de canal radicular. A disponibilização destes tipos de procedimentos para as populações de pacientes servidas por endodontistas só irá aumentar o reconhecimento da especialidade à medida que avançamos para o futuro.

PERSPECTIVAS FUTURAS DA ENDODONTIA CIRÚRGICA :

Aplicações dos lasers :

Há cerca de 25 anos, surgiu o primeiro artigo na literatura endodôntica que descrevia a utilização do laser durante a endodontia cirúrgica, incluindo a ressecção da extremidade radicular e a melhoria da hemostasia no local da cirurgia (197). Estudos subsequentes, no início da década de 1990, avaliaram o impacto da aplicação do laser na superfície dentinária ressecada e no selamento apical da cavidade da extremidade radicular, com resultados um tanto promissores (198,199). Durante os mais de 20 anos seguintes, estudos esporádicos continuaram a abordar a eficiência do corte, as variações de temperatura, a ressecção da extremidade radicular, a preparação da cavidade da extremidade radicular, o selamento da cavidade da extremidade radicular, a esterilização do local cirúrgico, a permeabilidade da dentina ressecada, a redução da dor após a cirurgia e as taxas de cicatrização, utilizando vários lasers, incluindo o CO2, Nd:YAG, holmium:YAG, Er:YAG, Ga-AL-AS e ErCR:YSGG (200-212). Existem provas de que a dor pode inicialmente diminuir, enquanto a permeabilidade da dentina e o selamento apical são melhorados sem alterar a integridade da cavidade apical, com os casos tratados a mostrarem uma tendência para uma melhor cicatrização global. Embora a aplicação rotineira de lasers na endodontia cirúrgica não tenha recebido um apoio esmagador em muitos sectores e programas de ensino, o seu potencial não deve ser subestimado; pelo contrário, devem ser encorajados estudos prospectivos, randomizados e controlados extensivos para determinar a eficácia desta modalidade de tratamento.

<u>Aplicação de dispositivos piezoeléctricos</u> :

A cirurgia piezoeléctrica utiliza instrumentos cirúrgicos especificamente concebidos, aproximadamente três vezes mais potentes do que um instrumento ultrassónico convencional, em que o corte ocorre quando é aplicado a tecido mineralizado, mas termina de forma única quando encontra tecido mole. No entanto, este instrumento deve ser utilizado com um arrefecimento adequado durante o corte, de modo a evitar danos térmicos no osso. Esta ferramenta é útil quando o osso tem de ser cortado perto de tecidos moles importantes, como nervos, vasos, a membrana sinusal, ou quando é necessário evitar lesões mecânicas ou térmicas. Isto torná-lo-ia um instrumento ideal para a intervenção endodôntica cirúrgica na mandíbula posterior, especialmente na aproximação do forame mental.

Os instrumentos piezoeléctricos foram introduzidos na cirurgia oral/periodontia para o corte de uma janela óssea durante um procedimento de elevação da membrana sinusal (aumento do seio maxilar), com uma descrição detalhada dos conceitos piezo-cirúrgicos e das suas aplicações no início dos anos 2000. Desde então, surgiram duas publicações sobre as aplicações da cirurgia piezoeléctrica em endodontia, abordando a integridade da superfície da extremidade radicular e o tratamento da extremidade radicular quando utilizada num cadáver e a sua utilização quando aplicada clinicamente. No primeiro estudo, quando a ponta piezoeléctrica vibrou a uma taxa constante durante a preparação da cavidade radicular em dentes de cadáveres, o nível de potência não afectou a incidência ou o tipo de fissuras na dentina e a qualidade marginal foi aceitável. Quando um componente de pulsação foi adicionado à ponta piezoeléctrica, foram observadas alterações adversas significativas na dentina.

<u>As vantagens alegadas para a aplicação da cirurgia piezoeléctrica em endodontia incluem</u>

- proteção dos tecidos moles;

- visualização óptima do campo cirúrgico;

- diminuição das perdas de sangue;

- redução das vibrações e do ruído;

- maior conforto para o doente; e

- proteção das estruturas dentárias.

<u>As desvantagens incluem</u> :

- investimento financeiro inicial em equipamento;

- maior duração do procedimento; e

- desaconselha a utilização em doentes com pacemakers cardíacos.

<u>Nanotecnologia e unidades dentárias de bioengenharia</u> :

É muito possível que a endodontia cirúrgica, tal como a conhecemos atualmente, venha a ser muito diferente no futuro.Com a evolução dos princípios nanotecnológicos na ciência da manipulação de materiais, não seria possível realizar uma ressecção da extremidade da raiz utilizando um laser frio mas eficiente numa questão de segundos, a fim de eliminar irregularidades anatómicas indesejáveis e destruir bactérias/biofilme, seguida do nanoencapsulamento do ápice da raiz ressecada com nanobastões, esferas ou tubos à base de HA (hidroxiapatite) para incentivar a regeneração de uma estrutura radicular geneticamente modificada? Porquê ficar por aqui, uma vez que o futuro está agora ao nosso alcance. A endodontia cirúrgica pode muito bem ter de adotar uma nova nomenclatura e novas formas de existir para além do que é comum no presente. Por exemplo, a substituição de unidades dentárias por bioengenharia como órgãos maduros para a terapia regenerativa de substituição está a tornar-se rapidamente uma realidade. Ao ritmo a que a ciência está a avançar em tantos sectores, não é uma questão de décadas ou séculos até que estas visões se tornem realidade. No entanto, esta realidade só pode ocorrer se aqueles que, dentro da especialidade de endodontia, estão em posição de tomar decisões relativamente aos currículos académicos e à investigação científica, conseguirem compreender esta visão e ver para além do bisturi, do retractor, da peça de mão e do material de sutura.

CONCLUSÃO

O retratamento endodôntico não cirúrgico é o tratamento de escolha para dentes tratados endodonticamente com doença recorrente ou residual, no entanto, o tratamento endodôntico cirúrgico é apropriado em casos selecionados. Os clínicos necessitam de um conhecimento profundo deste procedimento de tratamento e devem apreciar a importância e a lógica das diferentes fases acima descritas. Os resultados óptimos do tratamento endodôntico cirúrgico só podem ser alcançados se o diagnóstico for preciso, se forem selecionados casos adequados e se o procedimento for concluído com um elevado nível de qualidade.

<u>REFERÊNCIAS</u>

1. James L. Gutmann

   Endodontia cirúrgica: passado, presente e futuro

   TÓPICOS DE ENDODONTIA 2014, 30, 29

2. James L. Gutmann

   Cirurgia endodôntica posterior: considerações anatómicas e técnicas clínicas IEJ 1985 , 18, 8-34

3. Catharina H J Hauman

   Implicações endodônticas do seio maxilar: Uma revisão IEJ março 2014

4. Liang X, Jacobs R

   Caracterização macro e microanatómica, histológica e por tomografia computorizada do canal nasopalatino J Clin Periodontol 2009; 36: 598-603

5. Louis Lin

   Cirurgia Periapical dos Dentes Posteriores Mandibulares: Anatomical and Surgical Considerations JOE , Voh 9, No. 11, November 1983

6. M. M. Littner, D.M.D.,

Relação entre os ápices dos molares inferiores e o canal mandibular - um estudo radiográfico Oral Surg. Oral med. Oral pathol 62595-602, 1986

7. Zahed Mohammadi

Parestesia dos nervos mentonianos e alveolares inferiores relacionada com a endodontia: Uma revisão actualizada J Can Dent Assoc 2010;76:a117

8. Berta García

Cirurgia periapical dos dentes posteriores superiores. Uma revisão da literatura Med Oral Patol Oral Cir Bucal 2006

9. Bradford

Diagnóstico e tratamento dos tractos sinusais faciais cutâneos de origem dentária Journal of the American Dental Association 1939

10. Juliana Pelinsari Lana

Variações anatómicas e lesões do seio maxilar detectadas em tomografia computorizada de feixe cónico para implantes dentários Clin. Oral Imp. Res. 23, 2012,1398-1403

11. S. Eliyas,

Endodontia microcirúrgica. British dental journal volume 216 no. 4 fev 21 2014 169.

12. J.Kottoor.

Um incisivo lateral maxilar com quatro canais radiculares. Revista
Internacional de Endodontia (relato de caso) 14 de outubro de 2011.

13. Louis lin

Cirurgia periapical dos dentes posteriores da mandíbula:
considerações anatómicas e cirúrgicas. Journal of
endodontics.vol9,no.11,novembro 1983

14. Denzil Albuquerque

Considerações endodônticas e clínicas no tratamento da anatomia
variável em pré-molares inferiores: uma revisão da literatura
Biomed research international. 8may 2014.

15. James L. Gutmann

Cirurgia endodôntica posterior: considerações anatómicas e técnicas
clínicas International endodontic journal (1985) 18,8-34.

16. Haris M.H

Apicoectomia e amálgama retrógrada em dentes molares inferiores.
Cirurgia oral, medicina oral e patologia oral 48,405-407.

17. Nova classificação dos retalhos endodônticos

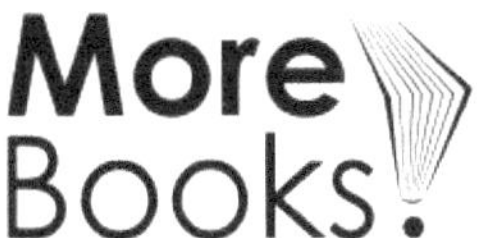

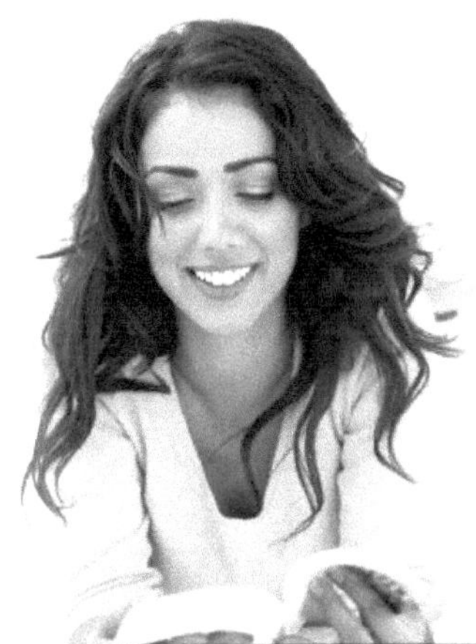

I **want** morebooks!

Buy your books fast and straightforward online - at one of world's fastest growing online book stores! Environmentally sound due to Print-on-Demand technologies.

Buy your books online at
www.morebooks.shop

Compre os seus livros mais rápido e diretamente na internet, em uma das livrarias on-line com o maior crescimento no mundo! Produção que protege o meio ambiente através das tecnologias de impressão sob demanda.

Compre os seus livros on-line em
www.morebooks.shop

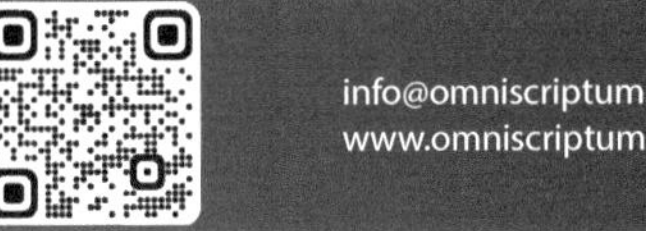

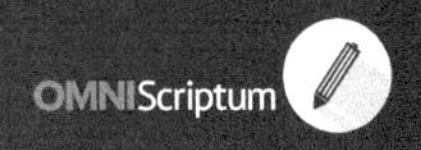

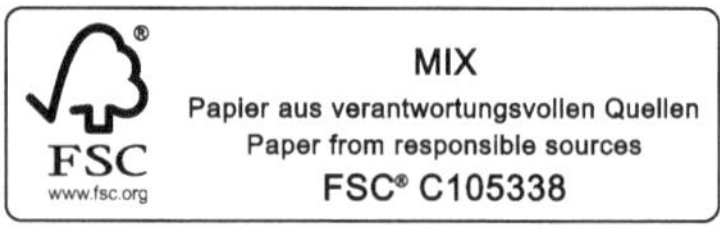

Printed by Books on Demand GmbH, Norderstedt / Germany